DE QUELQUES PRODUITS

DE LA

DÉSASSIMILATION

DANS LEURS RAPPORTS AVEC

L'ÉCLAMPSIE PUERPÉRALE

PAR LE

Dr L. TESTUT

Ancien interne des Hôpitaux de Bordeaux
Professeur agrégé et Chef des Travaux anatomiques de la Faculté de Médecine
Lauréat de l'Académie de Médecine de Paris.

Couronné (Médaille d'Or) par l'Académie des Sciences, Belles-Lettres et Arts de Bordeaux

PARIS
G. MASSON, LIBRAIRE DE L'ACADÉMIE DE MÉDECINE
120, BOULEVARD SAINT-GERMAIN, ET RUE DE L'ÉPERON

1880

DE QUELQUES PRODUITS

DE LA

DÉSASSIMILATION

DANS LEURS RAPPORTS AVEC

L'ÉCLAMPSIE PUERPÉRALE

PAR LE

Dr L. TESTUT

Ancien interne des Hôpitaux de Bordeaux
Professeur agrégé et Chef des Travaux anatomiques de la Faculté de Médecine
Lauréat de l'Académie de Médecine de Paris.

Couronné (Médaille d'Or) par l'Académie des Sciences, Belles-Lettres et Arts de Bordeaux

---

PARIS
G. MASSON, LIBRAIRE DE L'ACADÉMIE DE MÉDECINE
120, BOULEVARD SAINT-GERMAIN, ET RUE DE L'ÉPERON

1880

INTRODUCTION

L'Académie a proposé comme sujet de concours, pour l'année 1877, l'étude des produits de la nutrition interstitielle, envisagés surtout au point de vue de leur provenance et du rôle qu'ils jouent ou peuvent jouer dans l'organisme vivant.

C'est là un vaste champ d'étude, peu exploré encore, exigeant de la part de celui qui ose s'y aventurer des connaissances très étendues de physiologie et de chimie animale. Loin de nous la pensée de traiter ici avec tous les développements qu'elle comporte une question à la fois si obscure et si importante. Le temps que nous pouvons y consacrer ne saurait nous le permettre et d'autre part nous avons trop présent à l'esprit le précepte du poète :

... Quid ferre recusent,
Quid valeant humeri...

Cette question est heureusement une de celles qui comportent des divisions : s'il ne nous est pas donné de l'envisager sous toutes ses faces, peut-être pourrons-nous réussir à en élucider quelques points. Nous essaierons d'apporter notre pierre à l'édifice en étudiant quelques-uns des produits de la désassimilation, leur genèse dans l'organisme, leur mode d'élimination, leur accumulation possible dans le torrent circulatoire et, dans ce cas, leur influence sur l'explosion des phénomènes appelés à tort *urémiques*.

Les modifications apportées par la grossesse à la circulation du rein, la compression des uretères par un globe utérin distendu, la coïncidence fréquente avec les convulsions puerpérales, de l'albuminurie, de l'œdème, voire même des altérations du parenchyme rénal, ont porté les cliniciens à rattacher l'éclampsie à l'*insuffisance urinaire,* entraînant la rétention dans le sang de l'urée et des autres produits excrémentitiels. C'est ainsi que nous avons vu successivement éclore en Angleterre la théorie de Wilson, et chez nos voisins d'outre-Rhin les théories de Tudichun, de Vogel, de Frerichs, de Treitz, de Schottin, etc. L'*urémie,* la *carboniémie,* la *créatinémie,* dont les noms seuls sont des définitions, consacrent autant d'erreurs que nous venons combattre.

Nous diviserons notre travail en deux parties :

La *première* sera consacrée à l'étude de la plupart des substances qui proviennent de la désassimilation organique et qui circulent normalement dans le sang, comme des produits de déchet inutiles désormais à la nutrition, et destinés comme tels à être rejetés dans les *milieux extérieurs.* Nous les verrons dériver par voie plus ou moins directe des matières albuminoïdes du sang ou des tissus, s'échapper principalement par le rein et s'accumuler dans le système vasculaire, lorsque les fonctions rénales viennent à être troublées.

Dans la *deuxième* partie nous nous demanderons si c'est en réalité à l'action toxique des produits de la désassimilation qu'il convient de rattacher les convulsions éclamptiques. Nous appuyant sur la double autorité des faits cliniques et des faits d'expérimentation, nous démontrerons que l'urée et les matières extractives n'ont aucune propriété convulsivante et que les théories qui sont basées sur l'existence de ces propriétés doivent être rejetées. Nous leur substituerons avec avantage les théories physiologiques de l'action réflexe et de l'œdème cérébral, réductibles l'une et l'autre à un trouble fonctionnel unique : l'anémie de l'encéphale.

Depuis quelques années, le clinicien ne s'arrête plus à la constatation pure et simple d'un fait morbide. Toujours avide de savoir, l'esprit en veut connaître la cause, la nature intime, le mécanisme de production ; et ce n'est plus aujourd'hui à une imagination plus ou moins ingénieuse, mais bien aux données plus vraies des sciences positives qu'il demande ces explications. Les sciences physico-chimiques ont fait irruption non seulement dans les laboratoires de physiologie, mais encore dans les salles de clinique, où elles menacent de régner bientôt en souveraines. Et, il faut bien le reconnaître, les services qu'elles y rendent sont immenses. Pour n'en signaler que quelques-uns, elles ont fourni aux cliniciens des appareils explorateurs qu'il suffit de nommer pour en indiquer la valeur : l'ophthalmoscope, le sphygmographe, l'œsthésiomètre, les courants électriques; tous les jours elles servent de base à quelque théorie nouvelle et fournissent à celles qui existent déjà un contrôle sévère; en donnant le moyen d'exprimer en chiffres la chaleur dégagée par le corps, de doser dans les urines l'urée et les matières extractives, dans l'air de l'expiration l'acide carbonique et la vapeur d'eau, elle permettent de nous rendre un compte exact des combustions soit physiologiques, soit fébriles, etc., etc. Grâce à elles, la médecine est entrée dans une voie aussi neuve que féconde et si elle n'est pas encore une science positive, elle possède du moins des formules autrement vraies, autrement satisfaisantes pour l'esprit du chercheur que ces fantaisies des vieux vitalistes, heureusement délaissées aujourd'hui, et qui n'avaient d'autre mérite que celui de ne vouloir rien dire, de ne rien exprimer. C'est dans cette voie que nos maîtres nous ont habitué à marcher; c'est celle que nous suivrons aujourd'hui dans ce travail pour étudier la désassimilation, et rejeter les hypothèses qui attribuent à l'urée et aux matières extractives du sang l'origine des désordres éclamptiques.

Les expériences que renferme ce mémoire ont été faites dans le cabinet de M. le professeur Oré, toujours empressé à mettre à la disposition de celui qui les lui demande, les ressources de son laboratoire, de sa bibliothèque, et, ce qui est plus précieux encore, sa bienveillance et ses conseils.

Que le maître et l'ami nous permette de lui exprimer ici toute notre gratitude.

Cet hommage est un devoir : il sait combien nous sommes heureux de le remplir.

DE QUELQUES PRODUITS

DE LA

DÉSASSIMILATION

DANS LEURS RAPPORTS AVEC

L'ÉCLAMPSIE PUERPÉRALE

PREMIÈRE PARTIE

Phénomènes intimes de la nutrition interstitielle. Les substances de déchet, leur genèse et leur élimination. L'urée.

Le corps humain, comme toute machine active, est soumis à l'usure, et la vie nous abandonnerait bien vite, si l'acte de la nutrition ne venait réparer, au fur et à mesure qu'elles se produisent, les pertes éprouvées par nos organes. Le besoin de se nourrir est une loi générale, à laquelle aucun être vivant ne saurait se soustraire; et un philosophe de l'antiquité a pu définir la vie : l'ensemble des opérations de nutrition. ξωὴν δὲ λέγω τὴν τρογήν.

C'est dans les milieux extérieurs, par la surface pulmonaire et la surface digestive, que l'homme va puiser les nombreux éléments réparateurs, nécessaires à son activité incessante. Au règne organique il emprunte l'air de l'atmosphère, l'eau, le fer, le chlorure de sodium, etc. Le règne végétal lui fournit la fécule, le sucre de canne, la lévulose des fruits, divers alcools. La chair des animaux enfin lui apporte la fibrine, l'albumine, la graisse, etc.

Quelque variés que soient les aliments, ils se réduisent au point de vue physiologique en trois classes : les aliments *azotés*, les aliments *féculents*, les aliments *gras;* et lorsque ces substances, élaborées par les sucs digestifs, ont été transportées dans le sang (milieu intérieur de Cl. Bernard) par les voies de l'absorption, la nomenclature se simplifie encore : nous n'avons plus alors pour entretenir la vie que des matériaux *respiratoires* et des matériaux *plastiques*.

Les premiers, appelés encore hydrocarbonés en raison de leur constitution chimique, sont destinés à produire de la chaleur, chaleur animale, susceptible elle-même, comme on l'a démontré aujourd'hui, de se transformer en acte sécrétoire, en contraction musculaire, en travail cérébral (glycoses, graisses).

Les matériaux plastiques concourent seuls à la formation des tissus; ils diffèrent des premiers, au point de vue chimique, par un ou plusieurs atomes d'azote, et sont généralement connus dans le torrent circulatoire sous les noms significatifs de matériaux azotés, de substances albuminoïdes, de substances protéiques. Les phénomènes intimes de la nutrition interstitielle sont restés pendant longtemps un des problèmes les plus obscurs de la physiologie générale; les quelques notions que nous possédons aujourd'hui sur cette question sont autant de conquêtes de la chimie biologique; nous sommes loin, Dieu merci, de l'époque où l'on devait s'arrêter dans une définition, quand on avait dit d'un acte qu'il était vital :

l'analyse physico-chimique nous prouve tous les jours que ces actes vitaux ne sont pas plus impénétrables que les phénomènes naturels, et si jusqu'ici elle n'a pas éclairé d'une vive lumière le champ si vaste de la nutrition animale, il est juste de reconnaître qu'elle a déjà fait disparaître beaucoup de points obscurs, et substitué, sur bien des points, des formules vraiment scientifiques à un mot qui ne dit rien.

CHAPITRE PREMIER

PHÉNOMÈNES DE LA NUTRITION DES TISSUS. ASSIMILATION ET DÉSASSIMILATION.

Placé dans des conditions de milieu en rapport avec sa constitution moléculaire, tout élément anatomique, à l'état de vie, présente un double mouvement de combinaisons et de décombinaisons, phénomènes simultanés et incessants, d'où résulte une rénovation moléculaire également incessante.

La cellule animale puise dans les liquides plasmatiques au milieu desquels elle baigne des principes immédiats qui la pénètrent par un phénomène d'endosmose; soumis alors à l'action cellulaire, ces divers principes peuvent être détruits, décomposés et restaurés ensuite avec des propriétés et des formules atomiques différentes; finalement, ces nouveaux principes restent dans la cellule, soit pour compenser ses pertes, soit pour subvenir aux frais d'une prolifération future (assimilation et reproduction), ou bien ils sont rejetés au dehors par un phénomène d'exosmose (désassimilation).

Ainsi, pénétration endosmotique des liquides nutritifs, formation intra-cellulaire de principes immédiats, fixation sur l'élement de certains de ces principes et rejet de certains autres par voie exosmotique, tels sont les trois phénomènes élémentaires, qui constituent, à l'état de santé comme à l'état de maladie, la nutrition cellulaire. Or, d'après M. Robin, chacun de ces phénomènes, considéré isolément, c'est-à-dire d'une manière abstraite, peut être envisagé comme un phénomène chimique. Cette thèse, le savant professeur de la Faculté de Paris l'a longuement développée dans un ouvrage récent; nous devons en rappeler ici les principaux faits :

§ Ier. — Et d'abord examinons l'entrée des matériaux nutritifs dans la substance des éléments anatomiques. Ces matériaux, fort variables dans leur constitution, sont tantôt des principes immédiats, tantôt des gaz ou des sels en dissolution dans les liquides ambiants. Mais quelle que soit leur nature, ils pénètrent dans l'épaisseur des éléments anatomiques, en vertu de phénomènes identiques, en rapport avec les lois de l'endosmose.

Est-ce à dire que cette pénétration d'éléments amorphes dans les éléments figurés est invariable, toujours identique à elle-même? Non, chaque cellule, pour ainsi dire, puise dans le plasma qui l'environne les principes qui sont en rapport avec son activité fonctionnelle : l'une, les éléments du lait, l'autre les éléments de l'urine, celle-ci les principes de la bile, celle-là les matériaux constitutifs des tissus épidermiques. De là une apparence d'intelligence dans la vie de la cellule et l'origine de ces termes si expressifs de *choix des matériaux*, que l'on rencontre à chaque pas dans l'histoire de la nutrition et des sécrétions.

C'est là un langage figuré qu'il faut savoir rejeter. Ne disons pas qu'une cellule absorbe tel principe et repousse tel autre, mais plutôt tel principe pénètre dans une cellule, tel autre ne peut la pénétrer. Et si nous voulons aller plus loin et chercher l'explication de ces phénomènes, nous la trouverons dans les propriétés chimiques différentes des parois cellulaires, plutôt que dans une détermination spontanée des éléments anatomiques. « Chaque élément, dit M. Robin, ne choisit ce qu'il fixe chimiquement que d'après sa composition immédiate, mais *nullement d'après des propriétés électives autres que celles qui dépendent de cette composition*, contrairement à ce que l'on a souvent supposé. »

§ II. — Une fois entrés dans l'intérieur des cellules, les matériaux nutritifs vont subir une élaboration nouvelle, une série de transformations moléculaires ayant pour but final: 1° la formation de principes nouveaux; 2° la fixation de ces mêmes principes, comme parties vivantes sur les diverses parties de la cellule: c'est là l'acte complexe de l'assimilation. La création par la cellule de principes immédiats *nouveaux* ne saurait être mise en doute: telle est la formation de la *musculine*, de l'*élasticine*, de la *cérébrine* qu'on chercherait vainement en dehors des éléments histologiques dont ils sont la partie constituante fondamentale. Nous voyons de même des granulations graisseuses apparaître de toute pièce dans des fibres et des cellules qu'elles n'ont pu évidemment pénétrer par endosmose, et l'hématoïdine se former dans l'épaisseur d'un grand nombre de cellules, à la suite de la pénétration de l'hématosine du sang épanché lors des hémorrhagies pulmonaires, cérébrales, spléniques, etc.

Les phénomènes de l'assimilation sont encore des actes moléculaires ou chimiques: cette vérité s'impose d'elle-même pour ceux d'entre eux qui n'ont pour facteurs que des substances minérales; ce sont en effet le plus souvent de simples actes de dissolution *(assimilation des chlorures, des sulfates alcalins)*, plus rarement ce sont des combinaisons ou unions fixes, telles que l'union du phosphate de chaux à l'osséine au moment de la formation de celle-ci, durant l'ossification.

Quand il s'agit des substances organiques azotées, les actes moléculaires de leur formation assimilatrice sont un peu plus complexes, bien que réductibles encore aux proportions de simples phénomènes chimiques. Ce sont en effet des actes de combinaison, d'hydratation et de déshydratation, ou des modifications structurales, qui trouvent leur explication dans les lois de la *polymérie* ou de l'*isomérie*.

M. Robin distingue ces actes complexes en quatre groupes : 1° des actes de combinaison des amides aux corps gras ; 2° des phénomènes de fixation avec pertes d'une ou de plusieurs molécules d'eau, sans variation des quantités d'azote ou de carbone ; 3° des actes de combinaisons polymériques, c'est-à-dire de l'un des composés précédents ou de quelque composé ternaire hydrocarboné, avec un deuxième équivalent du même composé, ou avec un équivalent de l'un de ses isomères, qu'il y ait ou non en même temps hydratation ou déshydratation ; 4° enfin des actes de simples modifications isomériques ou d'arrangement moléculaire intime dans chaque composé, sans perte ni acquisition d'eau.

Notons enfin, comme un phénomène dépendant de l'assimilation, le passage de certains principes cristallisés à l'état non cristallisable, et leur aptitude ainsi acquise à s'unir en proportions indéfinies aux substances organiques.

§ III. — Les principes nouveaux, résultant de l'assimilation, sont essentiellement transitoires comme tout ce qui appartient aux tissus animaux. Si on les suit dans leurs modifications ultimes, on les voit se désagréger bientôt, se modifier eux-mêmes et disparaître, sous l'influence active des mêmes lois chimiques qui les avaient formés et fixés temporairement sur les éléments anatomiques. « Pour les composés polymères, par exemple, la désassimilation consiste en l'abandon successif d'un ou de plusieurs équivalents des composants, cristallisables ou non, avec ou sans fixation ou perte d'eau; elle consiste parfois en un dédoublement de tel ou tel de ceux-ci encore plus simples, analogues à ceux qui ont lieu lors du dédoublement de la glycose et de la galactose à l'acide lactique. » (Robin, *Anat. cell.*)

La formation des principes graisseux dans la désassimilation s'explique encore par un phénomène de dédoublement chimique; la chimie va même jusqu'à nous expliquer, comment, une fois formés, ils restent à l'état de gouttelettes sphéroïdales dans l'intérieur des cellules (dégénérescence granulo-graisseuse) en raison de leur insolubilité dans les principes albuminoïdes qui prédominent dans les cellules.

Quoi qu'il en soit, les matériaux de la désassimilation retournent dans le torrent circulatoire, où l'analyse chimique démontre leur présence. Provenant de l'usure des organes, ils méritent véritablement la dénomination pittoresque qui leur a été donnée de substance de *déchet*: incapables désormais de jouer un rôle utile dans l'organisme, ils sont destinés à être rejetés dans les milieux extérieurs par les divers appareils de l'excrétion.

Une dernière question reste à résoudre : les produits de la désassimilation sont-ils le résultat exclusif de l'usure des tissus; les principes immédiats que charrie le sang ne sont-ils pas susceptibles de s'oxyder également, et de participer ainsi à la formation des déchets? Nous pensons avec la plupart des physiologistes que ces deux modes interviennent en même temps, et que la part prise dans la désassimilation par les substances oxydables du sang est souvent la plus considérable. Ainsi, par exemple, dans l'acte de la contraction musculaire, le dégagement de force vive ou, ce qui est identique, de chaleur, a son origine et dans l'usure de la fibre contractile elle-même, et dans l'oxydation des matériaux hydrocarbonés ou albuminoïdes qui, dissous dans le sérum, baignent cette même fibre.

Beaunis, dans son traité de physiologie, classe en trois groupes les matériaux de la désassimilation :

1° Les produits azotés;

2° Les produits non azotés ;

3° Les sels.

A. — Dans le premier groupe nous trouvons :

1° Les matières colorantes biliaires (bilirubine $C^{16}H^{18}Az^2O^3$ et biliverdine $C^{16}H^{20}Az^2O^5$);
2° Les matières colorantes de l'urine (urobiline $C^{32}H^{40}Az^4O^7$ et indican $C^{26}H^{31}AzO^{17}$);
3° Les acides biliaires (A. glycocholique $C^{26}H^{43}AzO^6$ et A. taurocholique $C^{26}H^{45}AzSO^7$);
4° L'urée CH^4Az^2O;
5° L'acide urique $C^5H^4Az^4O^3$;
6° L'acide hippurique $C^9H^9AzO^3$;
7° La créatine $C^4H^9Az^3O^2$;
8° La créatinine $C^4H^7Az^3O$;
9° La leucine $C^6H^{13}AzO^2$;
10° La tyrosine $C^9H^{11}AzO^3$;
11° La guanine $C^5H^5Az^5O$;
12° La xanthine $C^5H^4Az^4O^2$;
13° La sarcine $C^5H^4Az^4O$;
14° La lécithine $C^{44}H^{90}AzPhO^9$;
15° La neurine $C^5H^{15}AzO^2$;
16° La cystine $C^3H^7AzSO^2$;
17° La taurine $C^2H^7AzSO^3$;
18° L'ammoniaque AzH^3.

B. — Dans le deuxième groupe se trouvent :

1° Les acides gras volatils (A. formique CH^2O^2; A. propionique $C^3H^6O^2$; A. butyrique $C^4H^8O^2$, etc.);
2° L'acide lactique $C^3H^6O^3$;
3° L'acide oxalique $C^2H^2O^4$;
4° Les acides aromatiques, comme l'acide benzoïque;
5° La cholestérine $C^{26}H^{44}O$;
6° L'eau H^2O;
7° L'acide carbonique CO^2.

C. — Parmi les sels, il faut signaler les carbonates, les phosphates, les sulfates, à base essentiellement variable.

CHAPITRE II

LES SUBSTANCES DE DÉCHET; LEUR CONSTITUTION ATOMIQUE; LEUR GENÈSE.

Nous n'essaierons pas ici de faire l'histoire complète de chacune des substances qui précèdent. Nous nous contenterons de passer en revue les plus importantes d'entre elles, en ayant soin d'indiquer pour chacune d'elles sa constitution chimique, sa genèse au sein de l'organisme et les principaux caractères qui permettront de la reconnaître. Mais auparavant nous croyons devoir indiquer d'après les analyses de Strecker et de Denis la composition moyenne des globules et du plasma.

1000 grammes de globules contiennent :

	STRECKER	DENI
Eau	688.0	642.8
Hémoglobine et stroma	299.0	341.1
Graisse	2.3	
Matières extractives	2.3	16.1
Matières minérales	2.6	
	1000.0	1000.0

1000 grammes de plasma contiennent :

	STRECKER	DENIS
Eau	905.0	905.0
Fibrine concrète	4.0	3.9
Matières albuminoïdes	78.0	77.0
Graisse	1.7	13.4
Matières extractives	3.9	
Sels	8.6	
	1000.0	1000.0

De ces tableaux il résulte que la proportion millésimale dans le sang humain de la graisse, des matières extractives, des matières minérales, est de 1.5 pour la graisse, 8.35 pour les matières minérales, 3.25 pour les matières extractives, etc. Les analyses de Becquerel et Rodier, de Dumas, de Hoppe Seyler, confirment ces résultats.

I. — Créatine ($C^4H^9Az^3O^2$).

La créatine se rencontre chez l'homme dans les muscles et dans le cerveau. Verdeil et Marcet en ont constaté la présence dans le sang; Stœdeler, cité par Frey, l'aurait, dit-on, rencontrée dans le testicule.

Pour rechercher la créatine dans le suc des muscles on suit généralement la méthode indiquée par Neubauer pour la préparation de ce corps. On commence par faire bouillir les liquides afin d'éliminer les matières albuminoïdes, puis on précipite des solutions, au moyen du sous-acétate de plomb, en ayant soin de ne pas ajouter de réactif. On filtre, on précipite le plomb par un courant d'hydrogène sulfuré, et l'on concentre la liqueur filtrée jusqu'à un petit volume, à une température modérée. On abandonne la solution dans un endroit frais pendant une semaine environ, on filtre les cristaux déposés, on les lave avec un peu d'alcool, on les sèche au bain-marie et l'on examine le degré d'opacité qu'ils affectent. La précipitation au moyen du nitrate de mercure, la réduction de l'oxyde de mercure à l'ébullition, sont à peu près les seuls réactifs caractéristiques de la créatine (Hoppe-Seyler).

La créatine cristallise en prismes rhomboïdes transparents; insolubles dans l'alcool anhydre et dans l'éther, ils se dissolvent dans 74 parties d'eau froide.

La créatine est généralement considérée comme un produit de décomposition des muscles et de la substance cérébrale. D'après Heintz elle se formerait dans l'urine, aux dépens de la créatinine, par l'absorption d'une molécule d'eau; cette opinion est pour le moins trop exclusive, la créatine se rencontrant déjà toute formée dans le sang humain (Verdeil), et dans les muscles où elle forme 0.002 de leur poids.

Produit de la désassimilation, la créatine peut subir à son tour dans le torrent circulatoire des transformations multiples : par son oxydation elle donne naissance à de l'acide oxalique, de l'acide carbonique, de la méthylu-ramine. En présence de l'eau, aidée des alcalis, elle se dédouble en sarcosine et en urée :

$$\underbrace{C^4H^9Az^3O^2}_{\text{Creatine}} + \underbrace{H^2O}_{\text{eau}} = \underbrace{CH^4Az^2O}_{\text{urée}} + \underbrace{C^3H^7AzO^2}_{\text{sarcosine}}$$

Ces transformations de la créatine au sein des organes nous expliquent sans doute pourquoi nous la rencontrons en si petite proportion dans les urines.

II. — **Créatinine** ($C^4H^7Az^3O$).

La créatinine ne diffère de la créatine que par une molécule d'eau en moins. Elle est alcaline et facilement soluble dans l'eau; elle cristallise en prismes incolores, rhomboïdes, obliques, appartenant au système monoclinique.

On la prépare au moyen de la créatine qu'on fait bouillir pendant une demi-heure dans de l'acide chlorhydrique étendu; on sature ensuite l'acide par de l'hydrate de plomb, on filtre et on évapore la liqueur à siccité. On reprend le résidu par de l'alcool, et l'on abandonne enfin la liqueur alcoolique à la cristallisation.

La créatinine comme la créatine dont elle dérive provient de l'usure des muscles. Nawrocki et Neubauer ont constaté sa présence dans le liquide musculaire. Sarokin, cité par Gautier, en plongeant rapidement le muscle dans l'alcool bouillant, a toujours obtenu un peu de créatinine. Ce dernier fait contredit l'opinion qui veut que la transformation de la créatine en créatinine ne s'opère que dans le torrent circulatoire, dans l'intérieur du rein, ou plus loin encore dans le réservoir urinaire

III. — **Leucine** ($C^6H^{13}AzO^2$).

La leucine cristallise en lamelles brillantes, incolores, extrêmement minces, et se laissant difficilement mouiller; à l'état impur telle qu'on la retire généralement de l'économie, elle se présente sous un aspect tout différent, elle apparaît alors, au microscope, sous la forme de grumeaux sphériques, réfractant faiblement la lumière; ces petites masses arrondies qui rappellent assez bien les vésicules graisseuses des tissus, sont tantôt tout à fait hyalines, tantôt présentent des traces d'une cristallisation radiée; le plus souvent elles sont formées d'un groupement de lamelles concentriques très minces. Toutes ces particularités sont admirablement représentées dans une figure de Frey (*Histologie*, p. 50).

La leucine est soluble dans 27 parties d'eau froide seulement; elle se dissout facilement dans les acides étendus et dans les alcalis, l'ammoniaque par exemple.

La leucine a pour formule atomique $C^6H^{13}AzO^2$, soit sur 100 parties :

Carbone...........	54.96
Hydrogène.........	9.92
Azote.............	10.68
Oxygène...........	24.44

Ce produit de la désassimilation est très répandu dans l'organisme : on rencontre la leucine à l'état normal dans la rate, le pancréas, les glandes salivaires, le corps thyroïde, les poumons, les ganglions lymphatiques, le thymus. Elle n'existe pas dans les centres nerveux, du moins chez l'homme bien portant, car à l'état pathologique, Neukom a rencontré dans le cerveau des traces de leucine.

Quant à sa genèse au sein de l'organisme, elle ne saurait être douteuse : comme l'ont démontré Frerichs et Stœdeler et après eux Gorup-Bésanez, Kühne et Radziejeswsky, la leucine est le produit d'une décomposition physiologique des matières protéiques du sang et des tissus. Le théâtre de cette décomposition est des plus étendus, et bien que la leucine prenne plus particulièrement naissance au niveau des appareils glandulaires que nous avons déjà signalés, il est probable qu'elle se produit également dans tous les points du réseau capillaire. D'après certains auteurs cependant, elle ne se rencontrerait pas dans les déchets musculaires.

Ces assertions trouvent dans la chimie expérimentale de nombreuses expériences confirmatives. On peut en effet, en faisant agir sur des matières protéiques des acides minéraux concentrés, obtenir de toute pièce de la leucine.

C'est ainsi que 100 grammes d'albumine d'œuf donnent 10 grammes de leucine; 100 grammes de fibrine du sang en donnent 14; 100 grammes de tissus élastiques en donnent 36. La syntonine du muscle elle-même en fournit 18 0/0.

IV. — **Tyrosine** ($C^9H^{11}AzO^3$).

La tyrosine accompagne presque toujours la leucine; comme cette dernière, elle provient de la décomposition désassimilatrice des matières protéiques; elle est cependant moins répandue qu'elle dans l'organisme. On la reconnaîtra au microscope à sa cristallisation en aiguilles blanches, brillantes, formant quelquefois des dessins aussi simples que gracieux.

Frerichs et Stœdeler ont admis, mais sans preuve convaincante, que la leucine et la tyrosine pouvaient se transformer dans l'économie en ammoniaque. Nous aurons à revenir plus tard sur cette présence de l'ammoniaque dans le système vasculaire. Une opinion plus admissible, mais qui reste encore à l'état d'hypothèse, est la décomposition de la tyrosine dans le foie, décomposition donnant naissance à l'acide glycocholique.

La leucine et la tyrosine subissent apparemment au sein de l'organisme d'autres transformations. Beaunis incline à croire qu'elle peut être une des sources de l'urée.

V. — **Sarcine** ($C^5H^4Az^4O$).

La sarcine se rencontre sans les muscles, dans le cœur, dans le foie, dans la rate, le thymus, le corps thyroïde (Scherer, Strecker, Gorup-Bésanez). On en constate encore la présence dans le sang, les reins, l'urine.

La sarcine est un des produits de l'activité des muscles. Elle est peu stable et se simplifie en présence de l'oxygène qu'elle rencontre surabondamment dans les globules sanguins. En absorbant successivement un ou deux atomes d'oxygène, elle donne naissance à la xanthine d'abord, puis à l'acide urique, comme le démontrent les deux formules suivantes :

$$\underbrace{C^5H^4Az^4O}_{\text{Sarcine}} + O = \underbrace{C^5H^4Az^4O^2}_{\text{Xanthine}} \quad (1)$$

$$\underbrace{C^5H^4Az^4O}_{\text{Sarcine}} + 2O = \underbrace{C^5H^4Az^4O^3}_{\text{Acide urique}} \quad (2)$$

VI. — **Lécithine** ($C^{44}H^{90}AzPhO^9$).

La lécithine est une matière phosphorée découverte par Gobley, que l'on rencontre dans le cerveau, dans le jaune d'œuf, dans les globules (Hoppe-Seyler) et dans le plasma sanguin.

C'est un corps peu stable qui se décompose facilement en présence des acides ou des bases, en neurine, en acides palmitique et oléique. et en acide glycophosphorique. La lécithine cristallise imparfaitement, se gonfle dans l'eau chaude comme la cérébrine, avec laquelle elle se combine pour former le *protagon* de Liebreich et de Vauquelin.

Si l'histoire chimique de la lécithine est parfaitement connue (1), il n'en est pas de même de sa physiologie, Voici ce qu'en dit Beaunis : « La façon dont se forme la lécithine et le lieu de sa formation sont encore très obscurs. Ce qu'il y a de certain, c'est que la lécithine ne

(1) La lécithine est constituée par une combinaison de l'acide phosphoglycérique et de l'acide stéarique avec la neurine

$$\underbrace{C^{44}H^{90}AzPhO^9}_{\text{Lécithine}} + \underbrace{3H^2O}_{\text{Eau}} = \underbrace{2(C^{18}H^{36}O^2)}_{\text{Ac. stéarique}} + \underbrace{C^3H^3PhO^6}_{\text{A. ph.-glycérique}} + \underbrace{C^5H^{15}AzO^2}_{\text{Neurine}}$$

peut être considérée exclusivement comme un produit de désassimilation des matières albuminoïdes; elle a, comme le prouve sa présence dans l'œuf, le globule sanguin, le tissu nerveux, etc., une signification plus haute et probablement une valeur histogénétique. Elle paraît être essentielle à la constitution et au fonctionnement de certains tissus, et sous ce rapport son importance dépasse évidemment celle d'un simple produit de désassimilation, comme l'urée ou l'acide urique. Quant au mécanisme de sa formation, faut-il admettre qu'il se produit par un processus inverse du processus de décomposition, et qu'elle se forme par la combinaison de la neurine, de l'acide phosphoglycérique, et de l'acide stéarique? Où se fait cette combinaison?

» Deux des facteurs de la lécithine, l'acide phosphoglycérique et l'acide stéarique, existent dans l'intestin et pourraient passer de là dans le sang; quant au troisième facteur, la neurine, on ne sait à peu près rien sur le lieu et le mode de sa formation; mais elle paraît avoir des relations avec la leucine qui se forme en grande quantité dans l'intestin, dans la digestion pancréatique; la neurine peut être en effet considérée, comme constitution, par la synthèse du glycol et de la triméthylamine, et d'autre part le radical glycol se retrouve aussi dans la leucine et dans l'acide leucique ou oxycaproïque, qui concourent à la former et dont elle est l'amide. On aurait alors :

$$\underbrace{2C^6H^{13}AzO^2}_{\text{Leucine}} + \underbrace{2H^2O}_{\text{Eau}} + \underbrace{2O}_{\text{Oxygène}} = \underbrace{2C^5H^{15}AzO^2}_{\text{Neurine}} + \underbrace{2CO^2}_{\text{A. car.}}$$

» Quoi qu'il en soit, l'endroit où s'unissent ces différentes substances ponr constituer la lécithine *(sang, organes)* est encore indéterminé. »

VII. — Acide urique ($C^5H^4Az^4O^3$).

L'acide urique se présente à l'œil nu sous la forme d'une masse blanche et pulvérulente. Au microscope, cet acide se présente le plus souvent en tablettes rhomboïdales, à angles obtus arrondis, transparentes et souvent colorées. Quelquefois il forme des lamelles rectangulaires ou des prismes à quatre pans qui se réunissent soit en rosaces irrégulières, soit en éventails (Gautier).

L'acide urique est très peu soluble dans l'eau froide ou même dans l'eau bouillante (1800 parties). Il se combine avec la soude, la chaux, l'ammoniaque. L'analyse chimique révèle la présence de l'acide urique dans le sang normal; il s'y accumule parfois à l'état pathologique. Garrod, dans la maladie de Bright, a retiré jusqu'à 5gr50 d'acide urique de 1000 grammes de sang.

Son origine dans l'organisme est encore incertaine; mais nul doute qu'il ne provienne, comme toutes les substances que nous avons déjà passées en revue, de la décomposition des matières protéiques. Avons-nous besoin de rappeler que, chez les oiseaux et les reptiles, l'acide urique est le principal produit de la désassimilation des matières azotées? Cette provenance de l'acide urique nous paraîtra au reste très naturelle si nous songeons aux relations chimiques que présente ce dernier corps avec certains produits intermédiaires dont nous avons déjà parlé, la *sarcine* et la *xanthine* par exemple. La sarcine et la xanthine en effet ne diffèrent de l'acide urique : l'une, que par un équivalent d'oxygène; l'autre, par deux équivalents d'oxygène en moins. Or, ces deux substances, baignant dans le plasma, rencontrent constamment autour d'elles, dans l'hémoglobine, les quantités d'oxygène nécessaires à cette oxydation.

Il est des conditions physiologiques et pathologiques qui font varier la quantité d'acide urique rejeté journellement par l'organisme. C'est d'abord le mode d'alimentation : la moyenne de l'acide urique étant de 0gr50 par 24 heures, ce chiffre descend à 0gr30 chez les individus soumis à une alimentation exclusivement végétale; il peut s'élever jusqu'à 1gr50 chez les sujets trop copieusement nourris et se condamnant à une vie sédentaire. L'activité musculaire en effet abaisse le chiffre de l'acide urique, parce qu'il favorise probablement sa transformation en urée. Il en est de même de l'activité cérébrale, comme nous le verrons plus loin.

Après le *repas*, le poids d'acide urique, excrété d'heure en heure, augmente rapidement; il baisse ensuite et atteint un chiffre qui reste constant jusqu'au repas suivant. Il suffit d'une faible abstinence pour diminuer très notablement le poids de l'acide urique excrété (Gautier).

La *fièvre*, en augmentant l'intensité des phénomènes de désassimilation, élève parallèlement le chiffre de l'acide urique du sang et des urines. Parmi les substances thérapeutiques, signalons l'influence du sulfate de quinine qui fait baisser pendant quarante-huit heures (Ranke) l'excrétion de l'acide urique, et celle des alcalins qui la font presque entièrement disparaître : ainsi s'explique l'action curative des eaux de Vichy, de Carlsbad, dans la goutte et le rhumatisme goutteux, dans la gravelle.

Où se forme l'acide urique? Existe-t-il un organe plus spécialement chargé de sa production? Les recherches physiologiques entreprises jusqu'à ce jour n'ont pu faire disparaître toutes les obscurités qui entourent cette question. Meissner a cru pouvoir placer dans le foie, du moins pour les oiseaux et les reptiles, le siège principal de la formation de l'acide urique. Se basant sur le fait d'une observation que nous avons énoncée plus haut, de la diminution de l'acide urique chez les sujets soumis à un traitement quinique, Ranke a assigné à la rate la fonction qui nous occupe. Ce n'est là qu'un bien pauvre argument, et *à priori* on juge de sa faiblesse. Il ne soutient pas le contrôle expérimental : l'extirpation de la rate, comme l'a démontré Cl. Bernard, ne fait baisser en rien la proportion d'acide urique des urines.

L'hypothèse de Zaleski, qui regarde le rein comme le foyer de production de l'acide urique, n'a pas plus de valeur. Cet expérimentateur appuie son assertion sur deux arguments : le premier, c'est que l'acide urique n'existe pas dans le sang des animaux à l'état normal : c'est une erreur. Si M. Zaleski avait opéré sur des quantités de sang plus considérables, comme l'a fait Meissner, il aurait trouvé de l'acide urique. Le deuxième argument invoqué par Zaleski peut se résumer ainsi : quand sur un animal on pratique la ligature des uretères, l'acide urique se dépose en excès dans la plupart des viscères ; il n'en est pas de même quand on supprime l'influence rénale par la néphrotomie. Ces résultats sont en désaccord, comme nous le verrons bientôt pour l'urée, avec les observations de la plupart des physiologistes ; les dépôts uriques, dans les viscères, se rencontrent également bien chez les animaux auxquels on a enlevé les reins ou pratiqué simplement la ligature des uretères.

Nous nous croyons donc autorisé à conclure que l'acide urique, comme du reste tous les matériaux de la désassimilation organique, n'est pas le produit d'une sécrétion, ayant son organe propre, mais qu'il se forme partout où la nutrition s'opère, partout où éclate le conflit des matières albuminoïdes combustibles, avec l'oxygène comburant.

Nous arrivons maintenant à l'étude de l'urée : en raison de son importance, nous lui consacrerons un chapitre à part.

CHAPITRE III

L'URÉE ; SA GENÈSE ET SES VARIATIONS DANS L'ORGANISME

L'urée peut être considérée comme une amide neutre dérivant du carbonate d'ammoniaque, par perte de deux molécules d'eau.

$$\underbrace{\left.\begin{matrix} CO \\ 2\,AzH^4 \end{matrix}\right\} O^2}_{\text{Carbonate d'ammoniaque}} - \underbrace{2\,H^2O}_{\text{Eau}} = \underbrace{Az^2\left\{\begin{matrix} CO \\ H^4 \end{matrix}\right.}_{\text{Urée}} = \underbrace{CH^4Az^2O}_{\text{Urée}}$$

Natanson a pu produire synthétiquement l'urée en faisant agir l'ammoniaque sur l'oxychlorure de carbone. Qu'on nous permette de placer ici en regard la formule de cette réaction parce qu'elle a, au point de vue de la constitution de l'urée, une importance considérable.

$$\underbrace{COCl^2}_{\text{Oxychlorure de carbone}} + \underbrace{2\,AzH^3}_{\text{Ammoniaque}} = \underbrace{CO\left\{\begin{matrix} AzH^2 \\ AzH^2 \end{matrix}\right.}_{\text{Urée}} = \underbrace{2\,AzH^4Cl}_{\text{Chlorhyd. d'amm.}}$$

L'urée est neutre; mise en présence de quelques acides puissants, elle joue le rôle de base et se combine avec eux pour former des sels, tels sont : l'azotate d'urée, l'oxalate d'urée; ce dernier se rencontre fréquemment dans les urines.

Elle est insoluble dans l'éther, très soluble au contraire dans l'alcool et dans l'eau. Elle cristallise en prismes rhomboïdaux, à quatre pans, terminés à leur extrémité par une ou deux faces obliques.

Signalons seulement en passant les urées composées de Wurtz; elles n'ont en chimie animale aucune importance.

L'urée est un corps très répandu dans l'organisme; à l'état normal on la rencontre dans le sang (Strahl et Lieberkühn, Lehmann, Verdeil), dans la lymphe et le chyle (Wurtz), dans la bile (Popp), dans la salive (Rabuteau), dans le cerveau (Stœdeler), dans les liquides de l'œil (Millon), enfin dans la sueur et dans les urines.

§ I. — Genèse de l'urée dans l'organisme.

Dès 1856 M. le professeur Béchamp annonça dans le *Bulletin de la Société chimique* (t. XIV, p. 348) qu'il avait pu former de l'urée en faisant agir du permanganate de potasse en solution légèrement alcaline sur quelques matières albuminoïdes. Nous savons bien que depuis 1856 quelques chimistes, Stœdeler entre autres, n'ont pu reproduire avec succès les expériences du professeur de Montpellier: mais il est très probable qu'ils ne se sont pas placés dans des conditions absolument identiques. Au reste, un chimiste d'un grand talent, Ritter, de Nancy, a contrôlé en 1871 et affirmé de nouveau le fait énoncé, quinze ans auparavant, par Béchamp.

Dans l'organisme, l'urée ne dérive pas directement de l'albumine du sang ou des tissus. Entre les deux substances, il existe très probablement des intermédiaires, et si la chimie biologique n'a pu encore définir les transformations successives que subit l'albumine pour devenir urée, elle a pu du moins en saisir quelques-unes au passage, et aplanir ainsi le terrain pour les chercheurs de l'avenir.

Voici quelques formules chimiques tendant à démontrer

que l'urée peut avoir pour prédécesseurs l'acide urique, la créatine, l'alloxane, etc.

1° L'acide urique en présence de l'oxyde de plomb donne naissance à de l'allantoïne, de l'acide oxalique et de l'urée.

$$\underbrace{2C^5H^4Az^4O^3}_{\text{Ac. urique}} + \underbrace{4H^2O}_{\text{Eau}} + \underbrace{3O}_{\text{Oxygène}} = \underbrace{C^4H^6Az^4O^3}_{\text{Allantoïne.}} + \underbrace{C^2H^2O^4}_{\text{Ac. oxaliq.}} + \underbrace{2CH^4Az^2O}_{\text{Urée}} + \underbrace{2CO^2}_{\text{Acide carbonique}}$$

2° En présence de l'eau bromée, l'acide urique se transforme également en alloxane et en urée.

$$\underbrace{C^5H^4Az^4O^3}_{\text{Ac. urique}} + Br^2 + 2H^2O = \underbrace{CH^4Az^2O}_{\text{Urée}} + \underbrace{C^4H^2Az^2O^4}_{\text{Alloxane}} + 2HBr$$

3° L'alloxane ainsi formée en présence de l'eau et de l'oxygène se dédouble en deux produits plus simples : l'urée et l'acide carbonique :

$$\underbrace{C^4H^2Az^2O^4}_{\text{Alloxane}} + 2O + H^2O = \underbrace{CH^4Az^2O}_{\text{Urée}} + \underbrace{3CO^2}_{\text{Ac. carbonique}}$$

4° La créatine peut se dédoubler en sarcosine et en urée en présence d'une molécule d'eau :

$$\underbrace{C^4H^9Az^3O^2}_{\text{Créatine}} + H^2O = \underbrace{C^3H^7Az^1O^2}_{\text{Sarcosine}} + \underbrace{CH^4Az^2O}_{\text{Urée}}$$

5° L'ozone transforme encore l'acide urique en urée, réaction que nous pouvons exprimer de la façon suivante en désignant l'ozone par OO^2

$$\underbrace{C^5H^4Az^4O^3}_{\text{Ac. urique}} + \underbrace{OO^2}_{\text{Ozone}} + \underbrace{2H^2O}_{\text{Eau}} = \underbrace{2CH^4Az^2O}_{\text{Urée}} + \underbrace{3CO^2}_{\text{Ac. carbonique}}$$

6° Mentionnons enfin, d'après Beaunis, les récentes recherches de Schultzen et Nencki, desquelles il résulte que l'urée se forme aux dépens de la glycocolle, de la leucine et de la tyrosine. C'est par l'union du dérivé cyanique CHAzO de ces dernières substances à l'ammoniaque provenant de la neurine que Schultzen et Nencki expliquent dans ces cas la formation de l'urée. L'urée, en effet, comme il est facile de s'en rendre compte par l'examen de sa formule, renferme les éléments de l'ammoniaque et du dérivé cyanique ci-dessus mentionné. Tout cela nous paraît bien hypothétique, et quelque bien disposé que nous soyons à l'égard de la chimie biologique et de ses opérations, nous sommes contraint d'avouer qu'il est plus facile d'écrire des réactions chimiques sur le papier, que d'en démontrer la réalité dans ce vaste foyer de combustion qu'on appelle l'organisme vivant.

Les faits énoncés plus haut sur la transformation de l'acide urique en urée ont une tout autre valeur, car nous pouvons réclamer pour eux l'autorité d'une expérience physiologique qu'il est facile de répéter : c'est l'ingestion d'acide urique par la voie stomacale, ou son injection directe dans les veines augmentant la quantité d'urée contenue dans les urines.

Où se forme maintenant l'urée? Est-elle sécrétée par les reins? Zaleski l'a soutenu, et il a invoqué à l'appui de sa thèse deux faits d'expérimentation : 1° lorsqu'on pratique la ligature des deux uretères, l'urée s'accumule dans le sang; 2° cette accumulation n'a pas lieu quand on enlève l'organe de la sécrétion urinaire.

De ces deux faits, le premier n'est contesté par personne; le second est complètement inexact, et la théorie de Zaleski, édifiée sur une erreur, croule d'elle-même. C'est à M. Gréhant que revient l'honneur de cette démonstration (*Soc. biol.*, 1869, p. 64, 132 et 149). Ayant anesthésié deux chiens, M. Gréhant pratiqua chez l'un la néphrotomie, chez l'autre la ligature des uretères près de la vessie. Immédiatement avant l'opération, 32 grammes de sang avaient été extraits de l'artère fémorale; vingt-quatre heures après on retirait du même vaisseau la même quantité de sang. L'urée fut dosée dans chacun des échantillons de sang par le procédé de Millon, perfectionné par l'auteur lui-même. Voici les résultats qu'il obtint :

	Sang normal.	24 heures après.
1er chien *(néphrotomie)*....	0gr026	0gr186
2e chien *(lig. des uretères)*.	0 063	0 199

Ces expériences, plusieurs fois répétées et toujours avec les mêmes résultats, nous paraissent décisives; elles nous démontrent qu'au point de vue de l'accumulation de l'urée dans le système circulatoire, les effets sont les mêmes, qu'on lie les uretères ou que l'on enlève les reins, et comme corollaire, que le rein n'est qu'un lieu de passage pour une substance déjà formée ailleurs.

Tous les physiologistes acceptent aujourd'hui les conclusions de M. Gréhant sur le rôle passif du rein dans l'excrétion de l'urée; elles concordent merveilleusement avec cet autre fait qui ruinerait peut-être à elle seule la théorie de Zaleski, que l'urée est en quantité plus considérable dans le sang du vaisseau qui va au rein que dans le sang de celui qui en part.

Primavera, de Naples, dans un article publié dans le *Morgagni* de 1872, a émis l'opinion que les reins n'étaient pas de simples filtres, et que s'ils ne sécrétaient point l'urée, ils n'étaient pas sans influence sur sa qualité. Lorsque en dehors de tout état pathologique, dit-il, on ajoute de l'acide azotique à l'urine, on obtient un gâteau plus ou moins régulier d'azotate d'urée. Eh bien! en opérant de la même façon sur des urines provenant d'un rein altéré, on n'obtient plus que des flocons en pinceaux ou en balais. Primavera croit pouvoir conclure de cette expérience à une altération qualitative de l'urée, et, comme conséquence, à une *activité élaboratrice* du parenchyme rénal dans la sécrétion de cette substance. Cette conclusion est sans fondements. N'est-il pas plus logique de dire avec M. Fouilloux, qui a écrit sur l'urée un Mémoire fort remarquable (1874, p. 29), « que l'altération rénale fait subir à l'urine et à l'urée, au moment de leur passage, une modification qu'elles n'éprouvent pas en traversant un organe sain? »

§ II. — Variation de la quantité d'urée.

Si l'urée, comme tous les autres matériaux de la désorganisation organique, n'est qu'un produit de l'oxydation des substances albuminoïdes du sang ou des tissus, et prend naissance comme tel partout où il y a nutrition, on conçoit qu'elle ne soit pas toujours identique à elle-même, et qu'elle varie avec les phénomènes nutritifs eux-mêmes.

Il est, en effet, une foule de conditions qui font osciller la quantité de l'urée excrétée en vingt-quatre heures par l'organisme. Ces conditions, que nous exposons ici d'une façon très sommaire, doivent être divisées en trois groupes :

1° Conditions physiologiques;
2° Conditions thérapeutiques;
3° Conditions pathologiques.

A. — *Conditions physiologiques qui font varier l'urée.*

La plus importante est l'alimentation, et cela se comprend, si l'on songe que la quantité d'urée excrétée par les urines correspond à peu près à la totalité des matières azotées, désassimilées (1). La moyenne de l'urée, rendue en vingt-quatre heures, par un homme de taille moyenne et soumis à un régime mixte étant de 25 à 30 grammes (Bouchardat), cette moyenne est de :

15gr40 pour un régime non azoté.
22gr48 pour un régime végétal.
50gr » pour un régime exclusivement animal.

Cette influence si manifeste de l'alimentation nous explique pourquoi les Anglais qui se nourrissent surtout de viande ont leurs urines relativement plus riches en urée. Bouchardat, chez un vieillard anglais, a extrait 53 grammes d'urée d'un litre d'urine.

L'excrétion de l'urée est soumise à des oscillations journalières, que nous traduisons par les chiffres suivants, empruntés à Vogel :

Dans l'après-midi.............	1gr5
Le matin....................	1 7
La nuit......................	1 2

La différence entre les maxima et les minima peut quelquefois dépasser 2 grammes.

D'après quelques observations, la femme produirait moins d'urée que l'homme.

L'influence de l'âge n'est pas moins manifeste : chez l'enfant, après sa naissance, M. Quinquaud a obtenu les chiffres suivants :

Le premier jour......	de 0gr03 à 0gr04
Le cinquième jour....	de 0 12 à 0 15
Le huitième jour......	de 0 20 à 0 28
Le quinzième jour....	de 0 30 à 0 40

(1) L'azote des aliments ingérés se retrouve presque en entier dans les urines (17gr8) en vingt-quatre heures. Une minime partie s'élimine directement par les garde-robes (2gr80), ou insensiblement par la surface cutanée (4gr10) (Barral).

Plus tard, nous observons encore des variations considérables : chez l'enfant de quatre ans, la moyenne de l'urée rendue en vingt-quatre heures est de $4^{gr}505$; chez l'enfant de huit ans, de $13^{gr}471$; chez l'adulte, de $28^{gr}05$; chez le vieillard, de $8^{gr}110$ (Lecanu).

M. Rabuteau (*Soc. biol.*, 1870) a noté que, sous l'influence des règles, l'excrétion de l'urée diminue; le chiffre de la moyenne reste même au-dessous de la normale, pendant les huit ou dix jours qui suivent l'arrêt du flux menstruel.

L'influence de la grossesse a été admirablement étudiée dans ces derniers temps par M. Quinquaud; voici les résultats de ses nombreuses observations : dans l'état de grossesse, la quantité d'urée excrétée en vingt-quatre heures dépasse de beaucoup la moyenne physiologique : elle varie de 30 à 38 grammes. Dans les vingt-quatre heures qui suivent l'accouchement, l'urée descend à 20 ou 22 grammes; chez les femmes qui ont eu un mouvement fébrile durant le travail, elle est augmentée au point de dépasser 38 grammes. Le deuxième jour après la parturition, l'urée augmente, mais ne devient guère supérieure à la normale, à moins d'un mouvement fébrile. Le troisième jour, l'urée peut dépasser 30 grammes. Dès le quatrième jour, s'il n'existe pas de fièvre, si la femme a beaucoup de lait, la quantité d'urée peut descendre à 19 grammes en vingt-quatre heures. Chez les nourrices enfin, la quantité d'urée est faible.

La pression atmosphérique, en influençant les actes nutritifs, doit influencer parallèlement la production de l'urée; c'est ce qui a lieu en effet : chez un chien soumis à une basse pression (25 centigrammes seulement), la quantité d'urée excrétée a été moitié moindre que sous la pression ordinaire. M. Bert, auquel nous empruntons ce fait, rappelle à ce propos qu'à Quito les étrangers éprouvent les accidents d'une désassimilation insuffisante.

D'après les recherches d'Hammond,

Un homme	en repos excrète par jour	33 grammes d'urée.	
—	en travaillant —	47	—
—	soumis à un travail exagéré	59	—

L'exercice musculaire favorise donc la désassimilation et la formation de l'urée qui en est la conséquence. Il en est de même du travail intellectuel : ce fait important a été mis hors de doute par M. Byasson, qui a consigné les résultats de ses recherches dans une thèse remarquable à plus d'un titre. Cet observateur, aussi bon physiologiste que chimiste distingué, a même noté que tandis que l'activité musculaire s'accompagne également d'une quantité exagérée d'acide urique et de chlorure de sodium, l'activité cérébrale détermine plutôt une augmentation des sulfates et des phosphates alcalins, de telle sorte qu'il serait possible, étant données les urines d'un homme surchargées d'urée, de savoir, par l'analyse seule, si cette superexcrétion d'urée doit être rapportée au travail du muscle ou au travail du cerveau.

B. — *Conditions thérapeutiques qui font varier l'urée.*

Il résulte de nombreuses observations, que l'oxygène et le fer augmentent la production de l'urée : chez un leucémique les inhalations d'oxygène ont élevé la moyenne de l'urée de 19 à 23 grammes.

L'eucalyptus jouit de la même influence désassimilatrice (Gimbert).

L'électricité a été expérimentée par Onimus : en essayant sur lui-même les courants centrifuges, cet expérimentateur a réussi à faire baisser le chiffre de l'urée.

	Avant.		Après.
1re expérience :	$14^{gr}62$	pour 1000..........	$13^{gr}8$
2e expérience :	22 3	—	20 5
3e expérience :	14 4	—	12 6

Le courant ascendant au contraire a déterminé des effets inverses et d'une intensité à peu près égale :

	Avant.	Après.
1re expérience :	$14^{gr}7$....................	$18^{gr}3$
2e expérience :	11 7....................	13 2

Sur un lapin, et sous l'influence des mêmes courants ascendants, le chiffre de l'urée est tombé de 10 à 6,2 (*Soc. biol.*, 1869, p. 111).

Peyrani, dans une note communiquée à la Faculté des sciences, a démontré que cette action de l'électricité sur les phénomènes de l'oxydation nutritive n'est pas directe, mais s'exerce par l'intermédiaire du grand sympathique t des vaisseaux.

La digitale, le sulfate de quinine, le bromure et l'iodure de potassium, abaissent le chiffre de l'urée urinaire, probablement en ralentissant la circulation. Il en est de même de l'opium, de la valériane, de l'acide arsénieux. Cette dernière substance est celle dont l'action d'épargne est la plus prononcée. Schmith et Schutzwage ont trouvé que l'urée et l'acide carbonique peuvent baisser de 20 à 40 p. 100 sous l'influence d'une médication arsenicale. Rabuteau a vu cette diminution atteindre le chiffre, vraiment prodigieux, de 60 p. 100 chez le chien.

Signalons encore, comme agent thérapeutique entravant la formation de l'urée, le mercure (Bouchard) et les alcalins (Constant et Rabuteau). Quant à l'alcool, Böcker,

Smith, et après eux Marvaud (*Al. d'épargne,* 1874, p. 238) ont reconnu qu'il exerce une action spéciale sur la composition des urines, en diminuant les principaux matériaux éliminés par l'organisme et principalement l'*urée.*

Les résultats, en apparence contradictoires, de M. Perrin s'expliquent suffisamment par les conditions expérimentales où s'est placé ce dernier observateur qui, au lieu de se servir d'alcool pur ou dilué, a employé des liqueurs complexes, des vins rouges et blancs dans lesquels l'analyse chimique révèle, comme on le sait, la présence des matériaux azotés, et par suite nutritifs.

A. Marvaud a expérimenté sur lui-même, et a commencé par examiner ses urines à l'état physiologique; cette opération préalable, devant fournir un terme de comparaison, était indispensable. Voici les résultats de cet examen :

	Urine rendue.	Urée excrétée.
3 juin	1560	40gr22
6 juin	1590	39 85
7 juin	1500	38 20
8 juin	1530	37 60
9 juin	1475	36 35

Quelques jours plus tard, il s'est soumis journellement à l'ingestion de 100 grammes environ d'eau-de-vie de Cognac, mélangée à une certaine quantité d'eau, et prise entre les deux repas par petite dose. La quantité d'urée excrétée a subi une diminution, comme on le voit, par le tableau suivant :

	Urine rendue.	Urée excrétée.
11 juin	1572	33gr24
22 juin	1500	32 60
24 juin	1565	32 50
26 juin	1520	31 20

Le café comme l'alcool est un aliment d'épargne, et comme tel il doit faire baisser le chiffre de l'urée : c'est ce que démontrent les expériences de Lehmann que nous résumons dans le tableau suivant :

	Urine normale	Urine rendue sous l'influence d'une alimentation au café.
Quantité rendue en 24 heures.	1364gr500	1739gr750
Urée	12 75	12 585

Les expériences de Marvaud, celles de Roux parlent dans le même sens.

Eustratiades, expérimentant sur la caféine, est arrivé aux résultats suivants, qui concordent avec ceux de Lehmann, de Marvaud et de Roux :

1° La caféine diminue l'urée d'une quantité notable; en raisonnant sur les moyennes, on y trouve une diminution de 14 grammes sur la première semaine, sous l'influence de 15 centigrammes de caféine et de 28gr100 sur la deuxième semaine, sous l'influence de 30 centigrammes de cet alcaloïde.

2° Cette diminution se manifeste dès les premiers jours de l'absorption de la caféine. Les jours suivants, elle est plus forte que les premiers jours, mais elle reste égale à elle-même, d'où résulte ce fait important que les effets de la caféine ne s'accumulent pas dans l'économie, comme ceux d'autres médicaments, de la digitaline par exemple (Th. Paris, 1870, n° 157).

C. — *Conditions pathologiques qui font varier l'urée.*

Nous serons brefs sur cette question qui, pour être traitée, exigerait une revue de la nosologie tout entière. Le fait de l'augmentation de l'urée dans la fièvre est universellement reconnu. Dans une affection la courbe de la température et celle de l'urée sont presque toujours parallèles : le parallélisme serait constant, si la chaleur observée au thermomètre reconnaissait pour unique cause la combustion et la transformation en urée des matières albuminoïdes. Mais comme l'a démontré avec une rigueur mathématique notre ami M. Darricarrère *(Th. Strasbourg, 1870)*, une bonne partie des calories, dégagées par un organisme fébricitant, est le produit des principes hydrocarbonés, de la graisse par exemple.

Dans la pneumonie, le malade peut excréter jusqu'à 70 grammes d'urée en 24 heures. Dans le rhumatisme articulaire aigu, Bratler a observé le chiffre de 60 grammes. Dans la fièvre intermittente, l'excrétion de l'urée pendant l'accès est un fait constant, et l'on n'ignore pas que le sulfate de quinine réussit quelquefois à arrêter le frisson sans entraver la formation en excès de l'urée : dans ce cas ce dernier phénomène constitue à lui seul tout l'accès, et il passera inaperçu si l'on n'a soin d'analyser les urines.

La production de l'urée augmente encore dans les fièvres éruptives, du moins dans les premiers jours.

L'influence des affections hépatiques sur le chiffre de l'urée est variable : tandis que la production de l'urée augmente dans les lésions congestives, elle diminue dans les affections à type atrophique. Un malade de Bouchardat a rendu au troisième jour d'un ictère intense 133gr6 d'urée en 24 heures.

Chez les hystériques, l'excrétion de l'urée diminue généralement : quelques malades de Bouchard n'ont rendu que 3 grammes d'urée par litre d'urine.

Les maladies du cœur, l'anémie, la chlorose, les diverses cachexies, ralentissent les mouvements nutritifs et abaissent en conséquence le chiffre de l'urée, qui peut descendre ainsi jusqu'à 2 ou 4 grammes et même au-dessous.

Dans le scorbut, Léven n'a trouvé que 9gr80 d'urée en 24 heures.

Dans le diabète sucré, au contraire, l'excrétion de l'urée est considérablement augmentée : elle peut atteindre au début de la maladie 80, 100 et même 150 grammes *(azoturie)*. Ce n'est que dans la période ultime du diabète, dans la période dite cachectique, que l'urée baisse et tombe au-dessous de la normale.

CHAPITRE IV

ELIMINATION PAR LES REINS DES MATÉRIAUX DE DÉCHET ; LEUR ACCUMULATION DANS LE SANG DANS LES CAS DE LÉSIONS RÉNALES

Dans l'étude de chimie biologique qui précède, nous avons passé en revue la plupart des substances dont l'ensemble constitue le déchet de l'assimilation et de la désassimilation organiques. Nous les avons vues dériver, soit directement, soit par des transformations successives, des substances albumineuses du sang ou des systèmes histologiques. Nous en avons constaté la présence dans le milieu sanguin, dans lequel elles prennent naissance, ou dans lequel elles sont déversées par exosmose, après leur formation dans les éléments cellulaires.

Que deviennent ces matériaux impropres désormais à la nutrition? Nous l'avons dit, ils sont rejetés au dehors dans ce vaste milieu extérieur, d'où tout part et où tout arrive, pour y subir des transformations d'un autre ordre, qui, en changeant leur état moléculaire, leur manière d'être, leur restitueront les propriétés nutritives qu'ils ont perdues. L'élimination des matières extractives et de l'urée nous est mieux connue que leur mode de formation : elles s'échappent par la salive, par le lait, par la surface intestinale, par la surface cutanée; mais c'est surtout à travers l'épithélium rénal qu'a lieu cet acte exosmotique, dont le but immédiat est de purifier l'organisme. Tous les auteurs sont d'accord sur ce point, et c'est avec beaucoup de justesse qu'on a pu appeler le rein un émonctoire naturel.

Mais quels sont les phénomènes intimes du passage à travers les reins de ces matériaux usés? Là éclatent les divergences : les uns, avec Bowmann, qui a émis sur la circulation du rein des idées aussi ingénieuses qu'originales, soutiennent que les glomérules de Malpighi laissent filtrer seulement la partie aqueuse de l'urine, tandis que les principes solides, les sels, les matières extractives, l'urée, s'échapperaient du système vasculaire au niveau des canalicules. Cette opinion a été adoptée, avec quelques variantes, par V. Witich, Donders et tout récemment par Heidenhain.

Pour Ludwig et son école, les capillaires des glomérules laissent transsuder le sérum, les sels et les matières extractives, tous les matériaux de l'urine en un mot, moins les albuminates et les graisses. Küss enfin fait filtrer au niveau des glomérules le sérum sanguin *in toto :* l'albumine serait ensuite reprise à l'état normal par l'épithélium des canalicules, transformés ainsi en appareil de résorption.

La question de l'excrétion rénale, on le voit, est encore à l'étude, et tous les points obscurs qui entourent son histoire ne sont pas prêts de disparaître : il est pourtant un fait acquis, c'est que les glomérules et les canalicules concourent ensemble à l'excrétion urinaire et qu'un trouble de cette importante fonction est fatalement lié à une altération de ces deux organes; la pathologie du rein démontre ce fait d'une façon irrécusable.

Qu'arrive-t-il lorsque l'émonctoire rénal est frappé d'un état morbide, et que l'excrétion urinaire est par cela même troublée? On le devine : les oxydations des matières protéiques persistant dans l'intimité des tissus, et la veine rénale ramenant du rein dans le système vasculaire les matériaux de déchet qu'y charrie incessamment l'artère, ceux-ci s'accumulent dans le plasma sanguin, et malgré la suractivité des émonctoires supplémentaires, tels que l'intestin et les glandes sudoripares, cette accumulation va toujours croissant. Bientôt éclatent des désordres aussi variables qu'inquiétants, affectant selon les cas la forme convulsive, la forme dispnéique, la forme comateuse, etc., etc. Les cliniciens n'ont pas manqué d'établir des liens de causalité entre ces désordres et l'altération rénale; puis, voulant spécifier encore dans leur explication pathogénique, ils ont rattaché à la rétention de l'urée et des matières extractives les convulsions et le coma qu'on observe en pareil cas. Ils ont été même, consacrant ainsi un fâcheux abus de langage, jusqu'à donner à un ensemble symptomatique une dénomination qui n'aurait dû servir qu'à désigner un état pathologique du sang.

Parmi les conditions étiologiques de l'urémie, il en est une particulièrement fréquente, c'est la grossesse. Quel est l'accoucheur qui n'a pas vu dans les salles de la maternité, ou dans sa clientèle civile, des femmes enceintes ou dans l'état puerpéral, en proie aux convulsions de l'éclampsie? Les modifications bien étudiées aujourd'hui, apportées par la grossesse à la circulation du rein, la compression possible des uretères par un utérus volumineux, la coïncidence fréquente de l'albuminurie, de l'œdème ou même des lésions rénales avec cet état morbide, paraissaient être des raisons plus que suffisantes pour accuser, dans ces cas, l'intoxication du sang par les produits excrémentitiels anormalement retenus, et expliquer les convulsions puerpérales par l'existence de l'*urémie*.

Cette opinion est-elle fondée? L'urée et les matières extractives dont elle dérive ont-elles des propriétés convulsivantes ou comateuses? Nous ne le croyons pas. Pour nous, la théorie de l'*urémie*, et nous voulons bien étendre le sens de ce mot à l'intoxication du sang par l'une quelconque des substances provenant de la désassimilation, n'a aucune valeur pathogénique. C'est à démontrer la justesse d'une pareille assertion, que nous consacrerons la deuxième partie de notre travail.

DEUXIÈME PARTIE

Urémie et Éclampsie.
Formules pathogéniques de ces deux affections.

« Quand on suit avec soin tous les mouvements d'une femme qui a déjà eu des accès d'éclampsie et qui est étendue sans connaissance, il semble à un certain moment qu'elle perçoit plus distinctement les excitations extérieures; l'agitation augmente; elle remue, se retourne et paraît impatiente; puis elle reste un instant tranquille dans le décubitus dorsal. La tête seule continue cette agitation, qui tout à l'heure s'était emparée de tout le corps, et on la voit se balançant à droite, à gauche par un mouvement très irrégulier; les yeux, plus animés, paraissent plus vifs, plus intelligents si je puis m'exprimer ainsi : bientôt ils roulent de haut en bas, et de gauche à droite le plus généralement; un frémissement général court sur la peau du visage, et semble attaquer de préférence les ailes du nez, qui bientôt se lèvent et s'abaissent en dilatant et resserrant successivement les narines; les membres reçoivent des secousses intermittentes comme celles qui seraient produites par un courant galvanique, puis les bras se retournent en pronation, l'avant-bras fléchi sur le bras, le pouce, en général dans la région palmaire, emprisonné par les doigts.

» Bientôt les mouvements de va-et-vient de la tête et

des yeux s'arrêtent; l'œil est fixe, sans expression, si ce n'est peut-être celle de l'épouvante; la pupille est dilatée, la bouche entr'ouverte; la langue tremblottante s'avance lentement entre les mâchoires écartées. Le visage, d'abord pâle, devient livide; la respiration est pénible, brève, courte, saccadée. Tous les muscles de la vie de relation sont en proie à la convulsion tonique; les jambes, les bras se raidissent de plus en plus.

» Puis une détente générale s'opère et les convulsions cloniques apparaissent; tous les muscles s'agitent en secousses convulsives: une agitation progressive, un va-et-vient de tous les membres remplace la période précédente. La face offre le spectacle le plus saisissant: les muscles orbiculaires se contractent et se relâchent alternativement, et l'on voit les paupières supérieures s'abattre et se relever avec une extrême rapidité. L'œil terne roule dans l'orbite; de temps en temps le regard s'allume pendant un intervalle extrêmement court pour s'éteindre bientôt. L'orbiculaire des lèvres, agissant sans cesse, la malade semble marmotter quelque chose, et la bouche rejette souvent une écume sanguinolente, produite par le passage de la salive entre les dents qui ont serré la langue et l'ont déchirée.

» Pendant cette période de l'accès, la respiration ne se fait plus ou est très profondément troublée; les muscles orbiculaires des lèvres, et le buccinateur, par leurs alternatives de contraction et de détente, secondés par la langue convulsée cloniquement, agitent l'air contenu dans la cavité buccale avec la salive; et celle-ci, sans cesse rejetée à l'extérieur, s'échappe en bave écumeuse des deux côtés de la bouche. La face se congestionne de plus en plus, elle devient livide et cyanosée. D'abord très rapides, les convulsions cloniques se ralentissent peu à peu, en diminuant à peine d'intensité, et vers la fin de cette période, on voit trois ou quatre convulsions, bien nettes et bien séparées, annoncer la terminaison de l'accès.

» Une vaste inspiration annonce le début du coma; l'air est appelé avec force dans les voies aériennes, et c'est surtout par les fosses nasales qu'il parvient dans les poumons; aussi voit-on avec les narines se dilater outre mesure et battre contre la cloison du nez comme les ailes d'un oiseau pendant le vol. Les membres sont en résolution complète, les bras placés sur les côtés du corps, les jambes étendues. La sensibilité générale est encore abolie, on peut retourner la malade sans qu'elle indique par quoi que ce soit, qu'elle ait la conscience de ce qui se passe autour d'elle. Les yeux à demi clos roulent dans les orbites sans s'arrêter sur un objet déterminé. On peut relever les paupières et s'assurer que le regard est complètement voilé, et les pupilles légèrement dilatées. Une respiration stertoreuse se produit dans cette période qui peut être de très longue durée. »

Ce tableau saisissant de l'accès éclamptique que nous empruntons aux belles leçons cliniques de M. le professeur Depaul, nous montre la sensibilité et la motilité en proie à une surexcitation considérable; il nous permet ainsi de ranger l'éclampsie parmi les affections convulsives. L'accord est complet sur ce point entre les physiologistes; des difficultés surgissent quand il s'agit d'interpréter les causes prochaines de ces convulsions: c'est sur ce terrain que s'est donné carrière l'esprit trop facilement inventif de quelques cliniciens, et qu'on voit se heurter les unes contre les autres, des hypothèses purement gratuites et des assertions diamétralement opposées.

Toutes ces divergences d'opinions ont leur source dans

un exclusivisme aussi absolu que peu rationnel; ici, comme dans les autres branches des sciences médicales, celui qui formule une théorie nouvelle a bien soin de ne laisser debout aucune des hypothèses qui ont précédé la sienne. On a trop oublié, selon nous, que le même phénomène n'implique pas toujours l'existence d'une cause absolument identique, et que, dans l'espèce, le *phénomène convulsif* peut se rattacher à des processus morbides différents dans leur essence ou bien dans leur mode d'action.

Il faut savoir, quand il le faut, faire de l'éclectisme, et c'est ici le cas.

Si nous voulons acquérir une idée juste de l'éclampsie puerpérale, nous devons auparavant, à l'exemple de M. le professeur Jaccoud (*Leç. clin. méd.*, 1874), répondre aux trois questions suivantes: Quels sont les rapports de l'éclampsie avec la primiparité? Quels sont les rapports chronologiques de l'éclampsie avec l'accouchement? Quels sont enfin les rapports de l'éclampsie avec l'albuminurie et l'existence de lésions rénales?

1° *Quels sont les rapports de l'éclampsie avec la primiparité?*

L'influence prédisposante de la primiparité sur le développement de l'éclampsie est admise par tous les accoucheurs. « Quatre fois sur cinq, dit Bailly, les éclamptiques sont primipares [1]. » Sur les 133 femmes atteintes d'éclampsie qui ont été observées à l'hôpital des cliniques de la Faculté de Paris, depuis le 1er décembre 1834 jusqu'au 1er janvier 1872, 103 étaient primipares [2]. Le relevé de Scanzoni, qui porte sur 296 cas,

(1) *Dict. de méd. et chir. prat.*, t. XII, p. 315.
(2) Depaul, *loc. cit.*, p. 296.

renferme 235 primipares (1). Simon Thomas, de Leyde (2), qui a réuni tous les cas d'éclampsie observés pendant douze années dans la clinique, dans la polyclinique et chez les sages-femmes de Leyde, nous apprend qu'il y a un cas d'éclampsie sur 234 primipares, tandis qu'il n'y a qu'un cas également sur 4,000 femmes qui ont eu plusieurs enfants. Toutes les statistiques parlent dans le même sens.

Mais peut-on invoquer la primiparité dans tous les cas? Évidemment non; les chiffres cités plus haut nous démontrent le contraire; l'éclampsie survient chez les multipares : tous les accoucheurs en rapportent des exemples. Une malade de vingt-quatre ans, observée par nous, et atteinte d'éclampsie à forme unilatérale, en était à sa cinquième grossesse. L'influence de la primiparité n'est donc pas absolue, elle n'est que prépondérante.

2° Quant aux *rapports chronologiques de l'éclampsie avec l'accouchement*, ils sont établis par les statistiques suivantes, empruntées à Braun, Wieger, Von Mieczkowski *(cit. par Jaccoud)*.

Braun : 24 fois sur 100 les convulsions éclamptiques débutent avant le commencement des douleurs; 52 fois sur 100, pendant la durée du travail, et 24 fois après la naissance de l'enfant.

Wieger : Sur 455 cas d'éclampsie, les convulsions ont débuté 109 fois avant le commencement des douleurs, 256 fois pendant le travail, et 110 fois après la naissance de l'enfant.

Von Mieczkowski : Statistique portant sur 50 cas

---

(1) Scanzoni, *Lehrbuch der Geburtshilfe*, 4e édition.

(2) *Bijdrage tot. de leer der stuipen bij Zwangeren, Barenden en Kraamvrouwen*, 1869, cit. par Jaccoud, *loc. cit.*, p. 731.

d'éclampsie observés dans la clinique et la polyclinique de Berlin : 4 fois l'éclampsie a éclaté avant le travail, 6 fois après la naissance de l'enfant.

Si nous réunissons en un seul total les résultats de ces diverses statistiques, nous voyons que la proportion centésimale de l'éclampsie aux diverses périodes de l'accouchement se trouve représentée par les chiffres suivants :

Avant le travail	22.6
Pendant le travail	54.2
Après l'accouchement	23.2

3° La question la plus importante est celle qui a trait *aux rapports de l'éclampsie avec l'albuminurie et les lésions rénales.*

Plusieurs auteurs ont enseigné ou écrit que les convulsions éclamptiques étaient invariablement liées à une des périodes du mal de Bright : c'est là une assertion trop exclusive et qui ne soutient pas l'examen des faits.

L'albuminurie est un phénomène très fréquemment observé chez les femmes enceintes ; l'éclampsie est relativement très rare.

Durant notre dernière année d'internat, nous avons examiné, à l'aide de l'acide nitrique et de la chaleur, les urines de 31 femmes entrées à la clinique obstétricale de l'hôpital Saint-André. Voici les résultats que nous avons obtenus : sur 4 femmes arrivées au 9e mois, une a présenté des urines albumineuses ; 3 femmes en travail ont présenté toutes les trois de l'albuminurie ; sur 24 femmes dont j'ai examiné les urines après l'accouchement, 10 ont rendu des urines normales ; j'ai constaté chez les 14 autres une albuminurie plus ou moins prononcée et qui a duré plusieurs jours : aucune de ces malades n'a eu de convulsions.

Les statistiques de Devillers et Régnauld (1), de Blot (2), de Mayer (3), nous apprennent de même que l'éclampsie ne survient que chez un quart des femmes enceintes albuminuriques.

Mentionnons encore trois faits très significatifs de Roseinstein (4), relatifs à des femmes atteintes d'une maladie de Bright avancée, et qui accouchèrent heureusement sans éclampsie. Franckenhaüser (5) rapporte six faits analogues.

Par contre il n'est pas rare de voir survenir l'éclampsie chez des femmes qui ne sont nullement albuminuriques. Résumons les chiffres de Brummerstaedt, de Davis et Hartmann, de Hicks, de Lever, de Mieczkowski, de Staude, et nous verrons que sur 281 cas d'éclampsie puerpérale, 139 fois seulement l'urine a été albumineuse; dans 142 cas l'albuminurie fait défaut. Depaul a également signalé, dans le rapport qu'il a lu à l'Académie de Médecine, sur le mémoire de M. Mascarel, des faits d'éclampsie sans albuminurie observés par Paul Dubois, par Mascarel et par lui-même. Dans ses leçons cliniques imprimées en 1872, il nous apprend qu'il a réuni actuellement dix ou douze faits de ce genre, soit dans sa clinique privée, soit à l'hôpital des cliniques.

Encore devons-nous ajouter que la présence de l'albumine dans les urines des éclamptiques n'est pas une raison suffisante pour rattacher les convulsions à l'albuminurie, celle-ci, comme le démontrent les observations de Dohrn, de Hicks, de Depaul (6) et les recherches expé-

(1) *Arch. gén. méd.*, 1848.
(2) Th. Paris, 1849.
(3) Cité par Roseinstein.
(4) Roseinstein, *zür Eklampsie*, 1864.
(5) Franckenhaüser, *Die Nerven der Gebarmutter* (cit. par Jaccoud).
(6) Depaul, *loc. cit.*, p. 315.

rimentales de Cl. Bernard, pouvant être consécutives aux accès éclamptiques.

On nous objectera peut-être que l'albuminurie n'est pas le symptôme obligé d'une lésion rénale et que les organes de l'uropoïèse étaient peut-être malades chez des femmes éclamptiques où l'albuminurie n'a pu être constatée. Nous répondrons encore ici par des faits : Depaul a fait de nombreuses autopsies de femmes qui avaient succombé à l'éclampsie; il déclare qu'il n'a que très exceptionnellement rencontré les lésions que l'on considère comme caractéristiques de la néphrite albumineuse. M. Blot, qui a fait avec le plus grand soin l'autopsie de six femmes *éclamptiques* et *albuminuriques*, a constaté dans trois cas les lésions du troisième degré de la maladie de Bright; mais dans les trois autres cas a vainement cherché une lésion de parenchyme rénal. Sur les vingt-deux autopsies qu'il a rapportées, M. Imbert-Goubeyre a noté seize fois seulement une altération appréciable des reins. Nous avons eu l'occasion, il y a deux ans, de faire l'autopsie d'une jeune femme qui avait succombé au deuxième jour d'une éclampsie à forme hémiplégique : nous avons trouvé les reins normaux.

Si nous résumons maintenant les quelques considérations qui précèdent sur l'étiologie de l'éclampsie puerpérale, nous voyons cette affection survenir le plus fréquemment chez les primipares, éclater le plus souvent pendant le travail, s'accompagner d'albuminurie dans la majorité des cas. Mais nous la voyons aussi survenir, en dehors de toutes ces conditions, chez des multipares, avant le travail comme aussi après l'accouchement; chez des femmes enfin qui ne présentent pas la moindre trace d'albumine dans leurs urines, le moindre œdème, la moindre lésion du parenchyme rénal. Il nous est donc permis de conclure que *toute théorie, édifiée sur le fait d'un rapport constant et nécessaire entre l'éclampsie d'une part, et d'autre part la primiparité, les douleurs du travail et l'albuminurie est une théorie fausse et doit être rejetée.*

Ces conclusions qui nous paraissent indiscutables, font ainsi disparaître une foule des obscurités qui entourent la genèse de l'éclampsie puerpérale. Nous pouvons peut-être maintenant en aborder l'étude, et discuter les diverses opinions qui ont été émises sur cette question ardue de physiologie obstétricale. Elles sont au nombre de quatre :

1° *L'éclampsie est symptomatique d'une congestion cérébro-spinale;*

2° *L'éclampsie doit être rattachée à une altération du sang (urémie, carboniémie, ammoniémie, créatinémie);*

3° *L'éclampsie est produite par l'œdème cérébral;*

4° *L'éclampsie est un phénomène réflexe dont le point de départ doit être placé dans l'utérus.*

§ 1. — Théorie de la congestion cérébrale.

Admise autrefois par Mauriceau et Levret, l'hypothèse qui rattache à une hypérémie des centres nerveux l'origine des convulsions éclamptiques, a rallié de nombreux partisans, parmi lesquels nous devons signaler Broussais et Blot. Que l'on rencontre à l'autopsie de femmes mortes d'éclampsie, des congestions des méninges et de la substance cérébrale elle-même, que l'on rencontre même parfois des foyers hémorrhagiques, le fait ne saurait être douteux; mais est-on en droit de soutenir que les convulsions puerpérales sont la conséquence de ces lésions congestives? Il est plus logique apparemment de supposer qu'elles les ont précédées et en sont la cause prochaine : au reste l'hypérémie cérébro-spinale n'est pas une lésion anatomo-pathologique constante; dans bon nombre de cas, l'encéphale a paru normal ou même anémié.

Ce n'est pas tout : si l'on examine comparativement, dans leurs manifestations extérieures, la congestion cérébrale et l'éclampsie, on constate dans la symptomatologie de ces deux affections des différences nombreuses. Écoutons là-dessus le professeur Depaul (1) : « Dans la congestion cérébrale, les malades ont l'intelligence plus ou moins obtuse; ils sont somnolents, engourdis, ont une démarche incertaine par suite des vertiges qu'ils éprouvent; la parole est embarrassée; cèla se voit chez ceux qui ont des prodromes, qui sont menacés de congestion; mais chez ceux qui, tout à coup, envahis par cet état pathologique, tombent, privés de sentiment et de mouvement, les membres inertes, la respiration stertoreuse, on ne rencontre pas ces mouvements désordonnés de l'accès éclamptique, on n'y reconnaît pas les phases que nous avons décrites, et s'il y a analogie entre la période de coma et l'état des malades frappés de congestion cérébrale, rien n'est plus naturel, puisqu'il y a alors un raptus considérable de sang vers le cerveau, une véritable hypérémie cérébrale succédant à l'accès. Souvent même, au lieu de cette résolution de tous les muscles, on observe une paralysie partielle de tout un côté du corps, d'un seul membre, la perte d'une seule faculté sensorielle; voit-on des faits semblables se produire dans l'éclampsie? Jamais; l'hémorrhagie cérébrale ne saurait être mieux invoquée que la congestion, et, de

(1) Depaul, *loc. cit.*, p. 305.

plus, on ne trouve que très rarement à l'autopsie des foyers apoplectiques.

N'en est-il pas de même pour l'épilepsie? Constituée tout d'abord par de l'anémie cérébrale (Kussmaull et Tenner), elle aboutit toujours à l'hypérémie de l'encéphale et de ses enveloppes; et il existe aujourd'hui quelques faits nettement constatés, où les caillots hémorrhagiques ont été retrouvés dans la boite crânienne, chez des individus qui avaient succombé à un accès épileptique.

§ 2. — Théorie de l'intoxication du sang.

L'existence d'une altération rénale ayant été considérée pendant longtemps comme un fait constant dans l'éclampsie puerpérale, il était naturel d'admettre comme conséquence la rétention dans le torrent circulatoire des matériaux de désassimilation qui excitaient anormalement les éléments nerveux et déterminaient les convulsions.

Le premier, en Angleterre, Wilson attribua ce rôle à l'*urée:* son opinion, adoptée plus tard par Rayer et Rose Cormak, a perdu aujourd'hui la faveur qui l'avait accueillie à son apparition; et, en effet, des faits nombreux, empruntés à la clinique et à l'expérimentation, démontrent que la théorie de l'urémie consacre une erreur. L'urée ne s'accumule pas toujours en proportion anormale dans le sang des éclamptiques, et ce principe n'a nullement la propriété qu'on lui attribue d'être un agent convulsivant.

1er POINT : *La proportion d'urée n'est pas augmentée dans le sang des éclamptiques.* — MM. Würtz et Berthelot, dont on ne saurait contester l'autorité en pareille matière, ayant soumis à l'analyse du sang extrait de la veine, pendant le coma éclamptique, n'ont trouvé qu'un à deux dix-millièmes d'urée, proportion moyenne dans toute phlegmasie [1]. Chalvet est arrivé au même résultat; il a cru même devoir conclure, à la suite de nombreuses recherches, que c'est pendant les accidents réputés urémiques que le sang est moins chargé d'urée [2]. Simpson enfin nous apprend que dans plusieurs spécimens de sang, provenant de malades éclamptiques, fournis par lui au Dr Christison, et au Dr Douglas Maclagan, ces savants ont été incapables de découvrir une proportion anormale d'urée [3].

2me POINT : *L'urée n'est point un principe convulsivant.* — La vérité de cette proposition ressortirait déjà de l'examen du sang des cholériques, où l'analyse chimique a révélé la proportion considérable de 1,66 à 4 p. 100 d'urée, sans qu'on ait jamais observé dans cette affection les accidents nerveux attribués à l'urémie. Vauquelin et Ségalas et plus récemment Claude Bernard ont injecté directement dans le torrent circulatoire des solutions d'urée et ont vainement attendu l'apparition des phénomènes convulsifs. J'ai voulu répéter leurs expériences et je n'ai pas été plus heureux : j'ai vainement attendu l'apparition de convulsions toniques ou cloniques.

Je détache de mon cahier d'observations les cinq qui suivent :

EXPÉRIENCE Ire.

Le 21 janvier, j'injecte, sous la peau de l'abdomen d'un cochon d'Inde, 5 grammes de la solution suivante :

Eau distillée....	100 grammes.
Urée.........	2 —

Soit 10 centigrammes d'urée en solution dans 5 grammes d'eau

---

(1) Cités par Depaul, *Leçons cliniques.*

(2) Chalvet, *Notes sur les altérations des humeurs par les matières dites extractives* (*Soc. Biol.*, 1867, p. 149.)

(3) Simpson, *Clin. obst.*, p. 272.

distillée. L'injection n'a déterminé aucun accident immédiat. J'ai surveillé le petit animal pendant les trois heures qui ont suivi l'injection: je n'ai rien noté d'anormal. Le lendemain et le surlendemain il allait très bien.

Expérience II.

Le 25 janvier, je fixe solidement, à côté l'un de l'autre, sur une planchette à expériences deux petits cobayes. Au premier, j'injecte sous la peau 10 centigrammes d'urée; au deuxième, j'injecte par le même procédé une dose double, soit 20 centigrammes. Rien d'anormal ne s'est produit.

Expérience III.

Le 25 mars 1877, à 9 heures et demie du matin, j'injecte dans la veine fémorale gauche d'un petit chien du poids de 6 kilogrammes, 10 grammes de la solution précédente, soit 20 centigrammes d'urée. J'ai poussé l'injection avec beaucoup de lenteur. Je n'ai rien obtenu.

A 9 heures 45, je détache l'animal de la planchette; il ne présente aucun phénomène morbide.

A 11 heures, je quitte le laboratoire sans avoir rien noté d'anormal. Ce chien n'a cessé de se bien porter et m'a servi plus tard pour d'autres expériences.

Expérience IV.

Le 20 avril, à 8 heures 30 du matin, sur un chien du poids de 10 kilogrammes, je découvre la veine fémorale gauche, et, après avoir introduit dans le vaisseau la canule d'une seringue à injections, je pousse dans le torrent circulatoire 5 grammes d'une solution d'urée (2 centigrammes par gramme), soit 10 centigrammes. Aucun symptôme morbide ne survient.

A 8 heures 40, nouvelle injection de 5 grammes de la solution. Rien.

A 8 heures 45, nouvelle injection de 10 centigrammes. Rien.

Je détache le chien de la planchette; il se promène dans le laboratoire comme avant l'injection.

A midi, je quitte le laboratoire sans avoir rien noté d'anormal.

Expérience V.

Chien boule-dogue du poids de 13 kilogrammes; injection dans la veine fémorale gauche à cinq reprises de 50 centigrammes d'urée en 20 minutes (une injection toutes les 4 minutes). L'animal n'a jamais présenté la moindre convulsion, le moindre trouble fonctionnel.

L'urémie expérimentale comme l'urémie pathologique ne détermine donc pas les accidents convulsifs ou comateux qu'on lui a donnés pour symptômes. Concluons que l'urée n'est pas un principe nuisible, et que sa présence en excès dans le sang ne saurait déterminer l'éclampsie. Chalvet a démontré que cette substance était au contraire un diurétique, favorisant l'élimination par les émonctoires naturels des autres déchets de la nutrition interstitielle (1).

Quelques années avant les expériences de Cl. Bernard, Frerichs avait dejà ébranlé les idées de Wilson et de Rayer en leur substituant la théorie de l'*ammoniémie*, qui plaçait l'origine des convulsions éclamptiques dans l'action toxique non plus de l'urée, mais du carbonate d'ammoniaque, l'un de ses dérivés. Le professeur de Berlin supposait ainsi, sans preuves certaines bien entendu, l'existence dans le sang d'un ferment particulier, capable d'opérer chez la femme éclamptique cette transformation chimique.

---

(1) Déjà, en 1822, Ségalas avait injecté dans le sang des solutions d'urée et avait formulé les conclusions suivantes qui concordent parfaitement avec celle des Chalvet et les nôtres.

1° L'urée introduite dans les veines en est éliminée très promptement puisque vingt-quatre heures au plus sont nécessaires pour faire disparaître du sang un gros de cet élément urinaire.

2° L'urée est un puissant diurétique.

3° L'urée n'a pas d'action sensiblement nuisible sur l'économie animale.

(*Journ. de phys. de Magendie*, 1822, t. II, p. 357.)

A l'appui de cette opinion, Frerichs avançait : 1° *que le carbonate d'ammoniaque existe dans le sang des éclamptiques; que la présence de ce sel dans le liquide sanguin s'accompagne de convulsions*. Si cela était, la théorie de l'ammoniémie serait parfaitement rationnelle, mais les deux faits qui lui servent de base sont-ils inattaquables?

Et d'abord le sang des éclamptiques contient-il du carbonate d'ammoniaque? Frerichs croyait en avoir trouvé la preuve dans la formation de chlorhydrate d'ammoniaque lorsqu'on place devant la bouche des éclamptiques une baguette de verre trempée dans l'acide chlorhydrique. Il oubliait apparemment qu'il existe dans toutes les salles d'hôpital, et dans la bouche de tous les malades atteints de carie dentaire, une quantité suffisante d'ammoniaque pour déterminer cette formation de vapeur blanche.

Quant à la constatation du carbonate d'ammoniaque dans les matières vomies, où dans les défections, prouve-t-elle autre chose que l'existence dans le tube intestinal de sels ammoniacaux provenant de la digestion?

Mais Frerichs a rencontré le carbonate d'ammoniaque dans le sang lui-même : quelles preuves nous en fournit-il? Ses recherches portent sur cinq cas : « Dans l'un de ces cas, on avait démontré la présence de l'ammoniaque dans le sang d'un cadavre, dix-huit heures après le décès. » Or il est indubitable que la constatation de l'ammoniaque dans le sang d'un cadavre sur lequel des décompositions de toute nature peuvent avoir eu lieu, ne prouve rien. En outre la méthode de démonstration consistait dans l'addition de potasse diluée; mais on sait que l'action dissolvante de la potasse ou de la soude sur les albuminates du sang peut faire naître de l'ammoniaque... Un deuxième cas donné comme supplément est décrit de la façon suivante : *le sang jaillissant des piqûres de sangsues n'était pas exempt d'ammoniaque.* Il n'est pas dit de quelle façon la démonstration a été faite; mais il est permis de supposer qu'elle consistait, comme celle qu'a faite M. Litzmann chez les éclamptiques, dans le développement des vapeurs de chlorhydrate d'ammoniaque au moyen de la baguette trempée dans l'acide chlorhydrique, car la quantité aura été trop faible pour qu'une autre méthode pût être applicable. Il est bon de dire à ce propos que Gütertork a obtenu aussi la même réaction avec le sang d'un individu bien portant [1].

Mais, même abstraction faite des imperfections de la méthode, on n'a pu trouver l'ammoniaque dans tous les cas où on l'a cherché. Roseinstein (*loc. cit.*, p. 232) déclare qu'il n'a jamais pu en constater la présence. Chalvet, du reste, nie formellement la transformation *dans le sang* de l'urée en carbonate d'ammoniaque. Ollivier et Bergeron, dans une note annexée à leur traduction de Beale, professent la même opinion. Ajoutons encore que l'examen du sang des animaux, atteints d'urémie artificielle faite d'après la méthode perfectionnée de Kühné, a conduit à des résultats toujours négatifs. Ce procédé permet pourtant de découvrir un dix-millième pour cent de carbonate d'ammoniaque.

Tous ces faits ruinent, selon nous, la théorie de M. Frerichs. Mais nous voulons être gracieux pour elle et supposer un instant que l'urée se transforme réellement en ammoniaque dans le sang. Ce principe y sera-t-il offensif pour les centres nerveux moteurs?

---

[1] Roseinstein, *Maladies des reins*, trad. franç., par Labadie-Lagrave.

déterminera-t-il des phénomènes convulsifs? Cette question, on le conçoit, ne peut être résolue que par l'expérimentation.

Expérience VI.

Le 14 janvier, à 2 heures du soir, j'introduis dans le tissu cellulaire sous-cutané de l'abdomen, chez un cobaye, le trois-quart très fin d'une seringue de Pravaz, à l'aide duquel je fais pénétrer 5 centigrammes de carbonate d'ammoniaque dissous dans 1 gramme d'eau.

L'animal, que j'ai surveillé jusqu'à 6 heures du soir, n'a présenté aucun symptôme convulsif.

Expérience VII.

Le 14 janvier, à 2 heures 10, je pratique à un cobaye une injection sous-cutanée de 50 centigrammes de carbonate d'ammoniaque dissous dans 5 grammes d'eau distillée.

Résultats complètement négatifs.

Le 15 et le 16 janvier, je revois le petit animal qui est toujours bien portant.

Expérience VIII.

Le 19 avril, j'injecte dans la veine fémorale gauche d'un chien 5 centigrammes de carbonate d'ammoniaque dissous dans 10 grammes d'eau.

Dix minutes après, nouvelle injection de 10 centigrammes; rien d'anormal ne se produit.

Dix minutes après, nouvelle injection de 10 centigrammes; je détache l'animal qui se met à courir dans le laboratoire, sans paraître le moins du monde incommodé des 25 centigrammes de carbonate d'ammoniaque qui circulent dans son système vasculaire.

Expérience IX.

Le 19 avril, j'injecte dans la veine fémorale gauche d'un chien 30 centigr. de carbonate d'ammoniaque dissous dans 30 grammes d'eau. L'injection est pratiquée en trois fois, en 15 minutes.

Je n'ai noté, soit pendant, soit après l'injection, aucun phénomène convulsif, aucun désordre fonctionnel.

EXPÉRIENCE X.

Le 20 avril, à 9 heures 40 du matin, j'attache sur la planchette à expériences un chien du poids de 2 kilog. 400. Je mets à nu la veine fémorale gauche et j'introduis une canule dans l'intérieur du vaisseau. Après avoir enlevé à la veine, par aspiration dans le corps de pompe de la seringue, 60 grammes de sang veineux, je pousse dans le vaisseau 10 grammes de la solution suivante :

Carbonate d'ammoniaque ..	5 grammes.
Eau	100 —

Soit 50 centigrammes d'ammoniaque. L'injection pénètre lentement et en 5 minutes, soit 10 centigrammes par minute. Pendant l'injection, la respiration n'a pas varié, elle est restée à 20 inspirations par minute.

A 9 heures 50, l'animal est toujours calme, la respiration est à 20.

A 9 heures 55, nouvelle injection de 50 centigrammes de carbonate d'ammoniaque poussée en une minute. Rien d'anormal ne survient.

Le soir, à 4 heures et à 10 heures, et le lendemain matin j'ai revu l'animal, je l'ai toujours trouvé admirablement portant.

Rapprochons de nos expériences les résultats également négatifs obtenus dans les mêmes conditions par Barker, et les faits aujourd'hui nombreux d'injections intra-veineuses d'ammoniaque pratiquées chez l'homme (Feuvrier, Oré) dans un but thérapeutique.

Je sais bien que Frerichs prétend avoir observé des phénomènes semblables à ceux de l'urémie, à la suite d'injections de carbonate d'ammoniaque dans le torrent circulatoire. Mais on sait aussi que Hoppe, Oppler et Munck se sont élevés contre cette similitude des symptômes produits par le carbonate d'ammoniaque et de ceux qu'on observe dans l'urémie, tandis que d'autres observateurs *(Schottin, Hammond)* ont obtenu les mêmes phénomènes que Frerichs par l'injection des substances qui ne contenaient pas d'ammoniaque, telles que le sulfate de soude, le carbonate de soude.

Il est très probable que ces derniers expérimentateurs, aussi bien que Frerichs lui-même, ont injecté, avec la substance active, une quantité de liquide considérable, et que les phénomènes prétendus *urémiques* qu'ils ont observés, doivent être mis sur le compte d'une modification trop brusque, survenue dans la tension intra-vasculaire; l'ammoniaque n'y était pour rien.

Treitz [1], tout en admettant l'origine ammoniacale de l'éclampsie, fait naître le carbonate d'ammoniaque dans le tube intestinal; il y dériverait également de l'urée et pénètrerait secondairement par les voies de l'absorption dans le torrent circulatoire. Ce n'est là qu'une variante de la théorie de Frerichs; l'hypothèse de Treitz se résume encore dans le mot *ammoniémie* : les mêmes arguments lui sont applicables.

La théorie qui place dans une intoxication du sang la cause première de l'éclampsie, a trouvé tout dernièrement dans Schottin un nouveau défenseur. D'après le médecin de Stuttgard, l'urée n'est pas le seul produit de désassimilation qui circule dans le sang et qui va s'échapper par l'émonctoire rénal. Il en est d'autres, moins inoffensifs, et dont la rétention dans le sang, à la suite d'un trouble survenu dans la sécrétion urinaire, déterminerait les accidents attribués à tort à l'urémie : les convulsions et le coma.

Les partisans de cette théorie nouvelle (*urinémie,* Depaul; *créatinémie,* Jaccoud) citent à l'appui de leur hypothèse quelques analyses de Scherer, de Schottin, de

---

[1] Treitz, *Arch. gén. méd.*, 1860.

Hoppe, portant sur le sang lui-même, et quelques recherches d'Oppler constatant l'accumulation de la leucine et de la créatine jusque dans les muscles. C'est là, il faut l'avouer, une base bien faible pour édifier une théorie si importante que celle qui a trait à la pathogénie des convulsions éclamptiques. Au reste, le fait de la rétention des *matières extractives* dans le sang, fût-il constaté dans tous les cas, n'apporterait aucun appui à la doctrine de Schottin. Il resterait à démontrer que ces matières ont la propriété de déterminer des convulsions. Ce contrôle expérimental lui manque encore; j'ai dû combler cette lacune et introduire dans le sang des animaux, soit par la voie sous-cutanée, soit par la voie veineuse, la plupart des substances dites extractives, que nous avons étudiées chimiquement dans la première partie de ce mémoire. Voici quelques-unes de nos expériences :

Expérience XI.

Injection sous-cutanée de créatine.

Le 21 janvier 1877, j'injecte avec une seringue de Pravaz, sous la peau de l'abdomen d'un jeune cobaye, 1 gramme de la solution suivante :

Créatine.	50 centigrammes.
Eau distillée	50 grammes.
Alcool	quelques gouttes.

Soit 1 centigramme de créatine. Il est 2 heures 55, aucun phénomène ne survient.

A 3 heures, nouvelle injection de 1 centigramme; résultats négatifs.

A 3 heures 10, je détache l'animal de la planchette et je le place dans un endroit où il me soit facile de le surveiller. Je ne l'ai quitté qu'à 6 heures, je n'ai rien noté chez lui d'anormal.

Expérience XII.

Injection sous-cutanée de créatine.

Le 21 janvier, je pratique chez un cobaye une injection sous-cutanée de 2 centigrammes de créatine.

Le 22 janvier, nouvelle injection de 2 centigrammes.

Le 24 janvier, nouvelle injection de 2 centigrammes.

Les 25, 26 et 27, nouvelles injections de créatine; 2 centigrammes par jour, en une injection.

Je n'ai rien noté de pathologique chez cet animal.

Expérience XIII.

Injection intra-veineuse de créatine.

Le 23 mars, assisté de mon excellent ami Vaucher, interne des hôpitaux, j'attache sur la planchette à expériences un chien de petite taille. Je mets à nu la veine fémorale gauche et j'injecte lentement dans le vaisseau 10 grammes d'une solution alcoolique de créatine au $^1/_{100}$, soit 10 centigrammes de cette substance. L'animal, détaché quelques minutes après, présente quelques symptômes de l'ivresse, comme on l'observe toujours après des injections alcooliques. Il marche en trébuchant et se heurte la tête contre les murs : mais il m'a été impossible de noter aucun phénomène convulsif.

A 2 heures et demie, une heure après l'injection, tous les accidents alcooliques avaient disparu. J'ai revu le chien le soir et le lendemain, je l'ai toujours trouvé bien portant.

Expérience XIV.

Injection sous-cutanée de créatinine.

Le 21 janvier, à 3 heures 15 du soir, je pratique, chez un cobaye, une injection sous-cutanée de la solution suivante :

Créatinine	50 centigrammes.
Eau légèrement alcoolisée	50 grammes.

Soit 1 centigramme de créatinine. Rien d'anormal ne se produit.

A 3 heures 25, je pratique une nouvelle injection de 2 centigrammes; résultats toujours négatifs. Je détache l'animal de la planchette et le mets en liberté. Je l'ai quitté à 6 heures sans avoir noté chez lui aucun phénomène que j'aurais pu rapporter à l'action de la créatinine.

J'ai répété cette expérience chez d'autres animaux et je n'ai pas été plus heureux.

Expérience XV.

Injection intra-veineuse de créatinine.

Le 18 mars, je découvre chez un chien, du poids de 10 kilogrammes environ, la veine fémorale droite, et je pousse dans le vaisseau 10 centigrammes de créatinine (même solution que dans l'expérience précédente).

Rien d'anormal.

Expérience XVI.

Injection sous-cutanée de leucine.

Le 21 janvier, à 3 heures et demie du soir, j'injecte sous la peau d'un cobaye femelle 2 grammes de la solution suivante :

Leucine	50 centigrammes.
Eau	50 grammes.
Acide acétique	10 gouttes.

Soit 2 centigrammes de leucine. J'ai surveillé l'animal jusqu'à 6 heures, je n'ai rien observé de pathologique.

Le lendemain, je pratique une nouvelle injection de 2 centigrammes ; mêmes résultats négatifs.

Le 24 janvier, j'injecte encore 2 centigrammes, je n'ai observé aucun phénomène morbide.

Expérience XVII.

Injection intra-veineuse de leucine.

Chez un tout petit chien, pesant 6 livres, j'injecte dans la veine fémorale droite 10 centigrammes de leucine (même solution que l'expérience précédente). Résultats toujours négatifs.

Expérience XVIII.

Injection sous-cutanée de tyrosine.

Le 21 janvier, j'injecte sous la peau d'un jeune cobaye 15 centigrammes de tyrosine en solution au $^1/_{100}$.

Cinq minutes après, nouvelle injection de 1 centigramme.

Dix minutes après, nouvelle injection de 1 centigramme. Aucun phénomène anormal ne s'est produit.

Je quitte l'animal à 6 heures.

Le lendemain, il était bien portant.

Expérience XIX.

Injection intra-veineuse de tyrosine.

Chien pesant 6 kilog. 400. Injection le 26 mars 1877, dans la veine fémorale gauche, de 2 centigrammes de tyrosine. Aucun phénomène ne se produit.

Le lendemain 27, l'animal est bien portant.

Expérience XX.

Injections intra-veineuses de leucine, de tyrosine, de créatine, de créatinine.

Le 20 avril 1877, sur un chien du poids de 11 kilog. 200, je pratique une saignée préalable de 60 grammes de sang.

A 10 heures 20, injection en une minute de 10 centigrammes de créatine dans 10 grammes d'alcool, rien d'anormal; la respiration est à 24 inspirations par minute.

A 10 heures 24, injection par la même canule de 10 centigrammes de tyrosine dissoute dans 10 grammes d'eau additionnée de quelques gouttes d'acide sulfurique; rien d'anormal; la respiration se maintient à 24.

A 10 heures 30, injection de 20 centigrammes de créatinine en solution alcoolique au $^1/_{100}$. Aucun phénomène pathologique ne survient.

A 10 heures 35, injection de 10 centigrammes de leucine en solution au $^1/_{200}$.

Le chien, détaché de sa planchette, présente quelques symptômes d'alcoolisme; il marche en titubant, mais il n'est pris d'aucun accident convulsif ou comateux.

A 10 heures du soir, je revois l'animal : les symptômes de l'alcoolisme avaient totalement disparu; il était très bien portant.

L'injection une à une dans le torrent circulatoire des matières extractives qui s'éliminent par les reins, ne m'ayant donné que des résultats négatifs, au point de vue de leurs propriétés, il ne me restait plus pour conclure que d'injecter le produit lui-même de l'excrétion rénale, l'*urine*. C'est ce que j'ai fait dans les quatre expériences qui suivent.

Expérience XXI.

Injection sous-cutanée d'urine.

Le 6 avril, j'attache à côté l'un de l'autre sur la planchette à expériences deux cobayes : je fais pénétrer sous la peau du thorax chez le premier 5 grammes d'urine, chez le second 10 grammes du même liquide.

Je n'ai quitté ces deux aninaux que quatre heures après l'injection, je n'ai rien observé d'anormal.

Expérience XXII.

Injection intra-veineuse d'urine.

Le 19 avril 1877, à 10 heures du matin, j'injecte dans la veine fémorale gauche 10 grammes d'urine chez un chien du poids de 9 kilogrammes. Rien d'anormal ne se produit.

Vingt minutes après, injection de 10 autres grammes. Rien.

Vingt minutes après, injection de 10 autres grammes. Rien.

Expérience XXIII.

Injection intra-veineuse d'urine.

Le 20 avril 1877, sur un chien du poids de 10 kilog. 500, j'injecte dans la veine fémorale droite 30 grammes d'urine filtrée, en vingt minutes. Rien d'anormal ne se produit.

Une demi-heure après, nouvelle injection de 30 grammes en dix minutes. Aucun phénomène pathologique ne survient.

Expérience XXIV.

Injection d'urine dans le sang.

Le 20 avril 1877, j'attache solidement sur la planchette à expériences un chien boule-dogue du poids de 12 kilogr. 200. Je découvre la veine fémorale gauche et je la soulève par deux ligatures d'attente.

Après avoir introduit la canule de ma seringue à injections dans le vaisseau, je pratique à l'animal une saignée déplétive de 75 grammes de sang veineux. Je remplis alors ma seringue d'urine fraîche et filtrée avec soin et je pousse le liquide dans la veine. (La contenance de la seringue est de 15 grammes.) Rien d'anormal.

A 9 heures 15, nouvelle injection de 15 grammes; la respiration s'accentue pendant l'injection, que j'ai poussée peut-être un peu vite.

A 9 heures 20, je pousse lentement une nouvelle injection.

A 9 heures 25, encore 15 grammes.

A 9 heures 30, encore 15 grammes.

A 9 heures 35, encore 15 grammes, soit en tout 90 grammes d'urine. Aucun accident n'est survenu durant ces diverses injections.

Je détache alors l'animal qui ne paraît nullement incommodé par cette quantité considérable d'urine qui circule dans son système vasculaire (1).

Les expériences qui précèdent nous démontrent que les matières extractives du sang, *leucine*, *tyrosine*, *créatine*, *créatinine*, de même que l'urée, ne jouissent nullement des propriétés convulsivantes que les partisans de la théorie toxémique leur ont hypothétiquement accordées. Ces substances peuvent circuler dans le sang en proportion exagérée sans jeter le moindre trouble dans les fonctions organiques. Elles sont tout aussi inoffensives que l'ammoniaque et les sels ammoniacaux, et de même que nous avons rejeté comme une théorie erronée l'hypothèse de l'*ammoniémie*, nous ne pouvons admettre la théorie de Schottin sur l'influence nocive des matières extractives.

L'une et l'autre sont impuissantes à nous révéler la cause des accidents éclamptiques : nous devons leur chercher une autre explication.

---

(1) Les premières injections intra-veineuses d'urine ont été pratiquées par Ségalas en 1822. Les deux expériences qu'il rapporte dans sa note communiquée à l'Académie de Médecine dans sa séance du 13 avril, tendraient à démontrer que l'urine possède des propriétés toxiques d'une violence extrême; il n'en est rien: l'expérimentateur avait omis de filtrer l'urine, et les accidents asphyxiques qu'il observa chez ses animaux doivent être rattachés à des embolies capillaires survenues dans les deux poumons.

§ 3. — Théorie de l'œdème cérébral.

Lorsque sous les influences morbides que nous n'avons pas à envisager ici, la fluidité du liquide sanguin est augmentée, lorsque à cette première condition s'ajoute une exagération de la pression intra-carotidienne, il se fait, à travers le réseau vasculaire intra-crânien, une transsudation séreuse qui comprime les éléments nerveux et les vaisseaux eux-mêmes, et détermine l'explosion des phénomènes comateux ou convulsifs. Telle est, en substance, la théorie imaginée par Traube, pour rendre compte des accidents qui caractérisent l'encéphalopathie urémique, et dont Roseinstein a fait une heureuse application à la pathogénie de l'éclampsie puerpérale.

L'influence de l'œdème cérébral sur la production des phénomènes convulsifs ne saurait être douteuse; elle a pour elle des recherches expérimentales d'une netteté irréprochable : Munck, dont nous avons déjà signalé les travaux, d'après Roseinstein, a obtenu des accidents identiques à ceux de l'urémie en élevant brusquement la pression artérielle par des injections d'eau dans les carotides; on reprochera peut-être à Munck d'avoir lié préalablement les uretères et les jugulaires, et d'avoir ainsi placé les animaux dans des conditions artificielles que l'on trouve rarement réalisées dans le fait clinique. Mais une pareille objection ne saurait être faite aux expériences plus récentes d'Otto et Bidder, qui n'ont touché ni aux jugulaires ni aux uretères : ils n'en ont pas moins obtenu dans tous les cas des résultats positifs par des injections d'eau dans le système aortique : c'est ainsi qu'ils ont produit cinq fois des convulsions générales et quatre fois des convulsions toniques. Leurs expériences ont été faites sur des chiens et, chose importante, dans les neuf cas ils ont constaté à l'autopsie *l'œdème* et *l'anémie du cerveau.*

La théorie de Traube n'est pas seulement basée sur des recherches de laboratoire; aux données de la physiologie expérimentale vient s'ajouter l'autorité des faits cliniques. Nous savons combien les lésions anatomo-pathologiques sont fréquentes chez les malades qui ont succombé à l'éclampsie albuminurique (Traube, Roseinstein, Jaccoud, Hayoit) (1). Pour nous restreindre à l'éclampsie puerpérale, nous voyons l'œdème cérébral signalé par Depaul, Bailly, Litzmann, Hecker, Roseinstein et la plupart des auteurs qui ont écrit sur ce sujet de la science obstétricale. Chez huit femmes mortes d'éclampsie puerpérale, Braun a constaté *dans tous les cas* l'œdème et l'anémie de l'encéphale.

Ce fait n'a rien qui doive nous surprendre; nous devons reconnaître en effet que toutes les conditions nécessaires au développement de l'œdème cérébral se trouvent admirablement réunies chez la femme enceinte.

Deux causes d'ordre différent s'associent le plus souvent pour déterminer cette lésion, l'une *dyscrasique*, la fluidité exagérée du sérum, l'autre purement *mécanique*, l'augmentation de la pression intra-vasculaire.

La première, nous la trouvons dans les modifications profondes que la grossesse apporte à la composition du sang, surtout lorsqu'à la grossesse vient se joindre l'albuminurie *(hydrémie)*. Tous les hématologistes sont d'accord sur ce point. Et quant à la seconde, n'est-elle pas réalisée par la compression des uretères qui, en gênant le libre cours de l'urine, retient dans les vaisseaux une quantité

---

(1) Hayoit, *Pathogénie de l'encéphalopathie albuminurique.* (*Bull. Acad. royale de Belgique,* 1876, p. 204.)

souvent considérable de liquide destiné à l'excrétion? par la compression de l'aorte abdominale et des artères rénales, toutes circonstances qui, en diminuant l'irrigation dans des réseaux capillaires importants du cercle inférieur, augmentent d'autant la quantité du liquide qui se porte vers les réseaux encéphaliques?

Tout confirme donc la justesse des doctrines de Traube : *la théorie de l'œdème cérébral et de l'anémie aiguë consécutive* doit prendre place parmi les théories scientifiques qui sont le plus solidement assises. Ses défenseurs ont commis malheureusement une faute grave, c'est d'avoir été trop exclusifs, et d'avoir voulu faire intervenir à tout prix l'œdème cérébral dans tous les cas d'éclampsie.

§ 4. — Théorie de l'action réflexe.

Les nécropsies ne révèlent pas toujours en effet les signes d'une exsudation séreuse intra-crânienne. Huit fois sur vingt (Frerichs), on cherche vainement une lésion quelconque. Au reste l'éclampsie ne frappe pas toujours la femme dans les derniers mois de la grossesse, alors que se manifestent, à leur maximum de puissance, les deux conditions pathogéniques de l'œdème cérébral que nous avons étudiées ci-dessus ; on la voit survenir aussi dans les premiers mois qui suivent la conception ou même après l'accouchement, c'est-à-dire à une époque où on ne pourrait invoquer la compression des vaisseaux de l'abdomen par un globe utérin qui est encore trop peu développé ou qui n'existe plus, et dans des conditions telles que les urines sont normales et rendent invraisemblable l'hypothèse d'un œdème par hydrémie albuminurique. C'est ici qu'il faut faire intervenir une deuxième modalité pathogénique, l'*action réflexe*.

L'origine réflexe des convulsions est un fait que nul aujourd'hui ne conteste : des secousses convulsives généralisées à tout le système musculaire ne reconnaissent souvent d'autres causes qu'une irritation périphérique douloureuse ou même non perçue ; si on admet cette théorie pour l'épilepsie, et je ne sache pas que personne la conteste, pourquoi ne pas l'admettre également pour les convulsions éclamptiques? Ici, comme dans l'épilepsie et dans le tétanos périphérique, c'est dans une excitation anormale des nerfs sensitifs de l'utérus que réside la cause initiale de tous les désordres moteurs qui constituent l'éclampsie puerpérale. Cette excitation, dont la nature ne saurait encore être définie, mais qui très probablement est variable (distension des parois utérines, rigidité du col, rétention du placenta, etc.), gagne, le long des filets nerveux centripètes, les cellules sensitives d'abord et dans une deuxième étape, par l'intermédiaire des fibres sensitivo-motrices, les noyaux moteurs qui, comme on le sait, sont échelonnés dans toute la hauteur de la moelle, de chaque côté du sillon médian antérieur. Ceux-ci entrent immédiatement en jeu, et l'effet immédiat de cette excitation anormale se traduit au dehors par des réactions motrices également anormales.

« L'éclampsie, dit le professeur Vulpian, est une névrose d'origine réflexe; elle est due à l'irritation des nerfs sensitifs utérins, dépendant, soit du grand sympathique, soit du système cérébro-spinal, irritation non consciente dans la plupart des cas et sous l'impression de laquelle la moelle réagit par des convulsions générales semblables à celles qu'on observe chez les jeunes enfants pendant l'éruption des dents. »

Cette théorie qui établit un lien pathogénique entre l'irritation du nerf sensitif et la contraction réflexe du muscle, par l'intermédiaire des fibres sensitivo-motrices de la moelle épinière nous paraît rationnelle et peut être soutenue; mais il en est une autre que nous ne pouvons passer sous silence parce qu'elle établit une analogie de plus entre l'éclampsie puerpérale et l'épilepsie : au lieu de s'arrêter aux cellules nerveuses des colonnes sensitives et motrices de l'axe médullaire, l'excitation partie de l'utérus peut s'élancer brusquement vers les vaisseaux du mésocéphale, amener les éléments de leur tunique musculaire à se contracter, et en *ischémiant* ainsi cette portion des centres nerveux, créer toutes les conditions assignées par Kussmaull et Tenner à l'explosion de l'accès convulsif.

Au total, l'éclampsie puerpérale réflexe relève de deux facteurs :

1° *Une irritation périphérique partie de l'utérus;*

2° *L'excitabilité des centres nerveux* (colonne motrice de la moelle, mésocéphale) *qui toujours s'exagère chez la femme enceinte.*

Cette conception pathogénique concorde merveilleusement avec les données étiologiques précédemment établies, qui nous apprennent que cette affection est plus fréquente chez les primipares et les femmes à tempérament nerveux, qu'elle éclate le plus souvent pendant le travail, alors que l'utérus entre en lutte contre les obstacles qui s'opposent à l'expulsion de son contenu, qu'elle trouve enfin une cause éminemment favorable à son développement dans toutes les circonstances qui, en gênant cette expulsion, tendent à rendre cette lutte inégale et demandent à l'utérus un surcroît de travail.

CONCLUSIONS

Les CONCLUSIONS qui découlent de ce travail peuvent se résumer ainsi :

1° Les matériaux de déchet provenant de la désassimilation organique, *matières extractives, urée, carbonate d'ammoniaque*, ne possèdent point les propriétés toxiques qu'on leur a hypothétiquement attribuées. La physiologie expérimentale, comme aussi l'analyse chimique, nous démontrent que ces diverses substances peuvent circuler librement dans le sang, s'y accumuler en proportions parfois considérables sans déterminer jamais par elles mêmes des accidents comateux ou convulsifs;

2° Les théories qui rattachent à l'*urémie*, à l'*ammoniémie*, à la *créatinémie*, à l'*urinémie*, les convulsions de l'éclampsie sont en conséquence erronées et contraires au double enseignement des faits cliniques et des faits expérimentaux;

3° L'éclampsie, qu'elle survienne avant l'accouchement, pendant le travail ou après l'expulsion du fœtus, est la conséquence immédiate ou bien d'un œdème cérébral, ou bien d'une irritation périphérique partie de l'utérus ou de ses annexes et agissant par action réflexe.

Nous n'ajouterons qu'un mot : les convulsions de l'éclampsie réflexe sont la conséquence de l'anémie de l'encéphale *(anémie réflexe par contraction des vaisseaux)*. Dans la deuxième forme de l'éclampsie, l'œdème ne détermine des convulsions qu'en anémiant préalablement les centres nerveux *(anémie mécanique par compression des vaisseaux)*. De part et d'autre l'anémie cérébrale est le phénomène engendré, le fait capital, et ainsi disparaît cette multiplicité des formes pathogéniques de l'éclampsie, contre laquelle certains accoucheurs, Bailly entre autres, se sont élevés avec une sévérité que rien ne justifie.

EXPLICATION DES PLANCHES

PLANCHE I.

FIG. 1. — Cristaux de créatine.
FIG. 2. — Cristaux de créatinine.
FIG. 3. — Masses cristallines sphériques de leucine.
FIG. 4. — Tyrosine cristallisée en aiguilles.

PLANCHE II.

FIG. 1. — Cristaux de chlorhydrate de sarcine.
FIG. 2. — Cristaux d'urée.
FIG. 3. — Variétés cristallines de l'acide urique.
FIG. 4. — Cristaux de chlorhydrate de xanthine.

PLANCHE I.

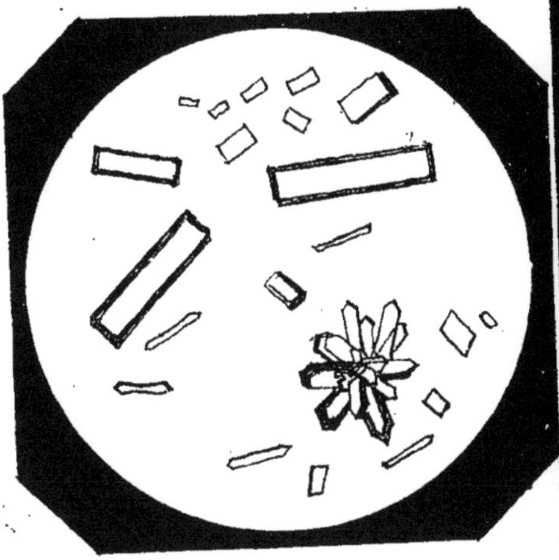

Fig. 1.

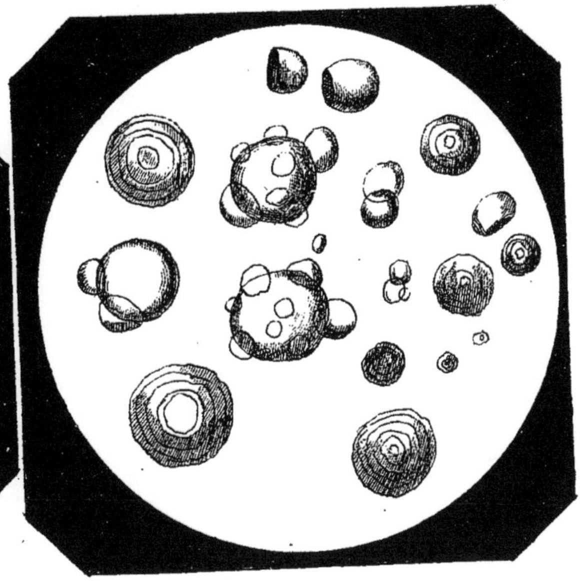

Fig. 3.

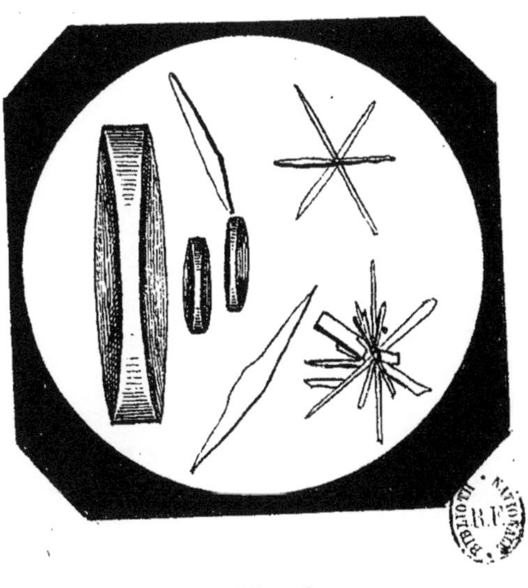

Fig. 2.

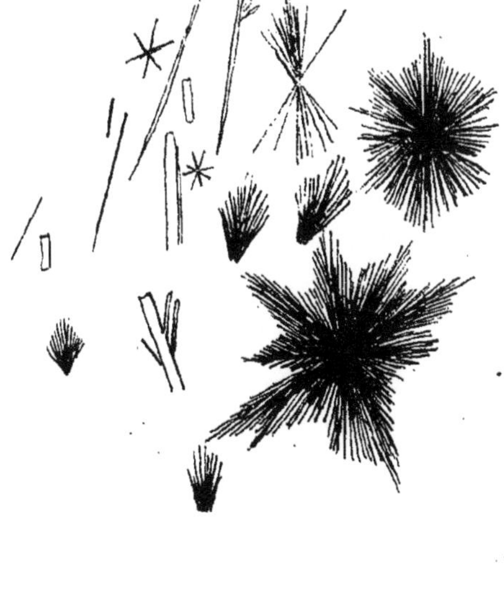

Fig. 4.

PLANCHE II.

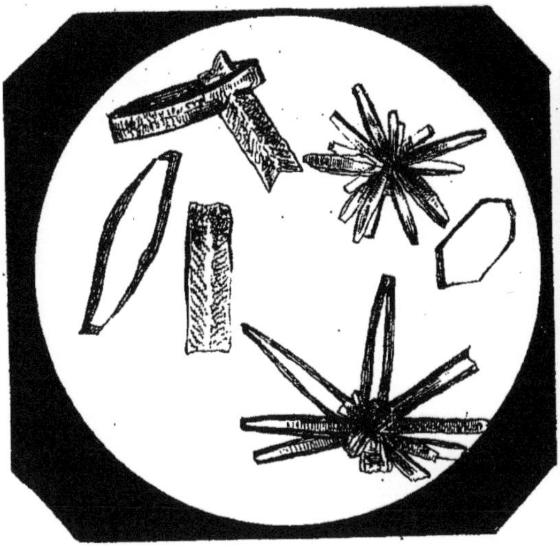

Fig. 1.

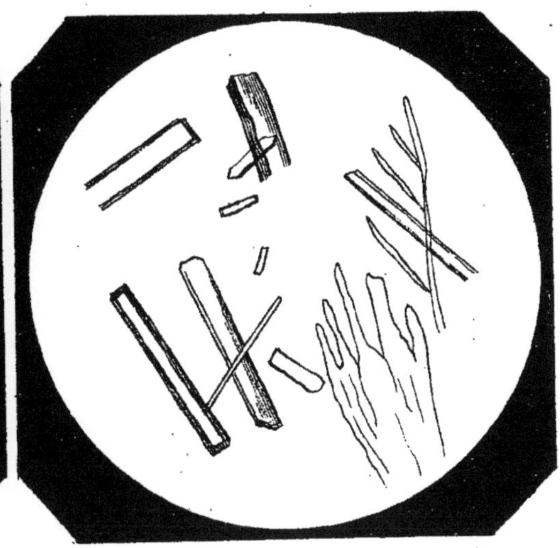

Fig. 2.

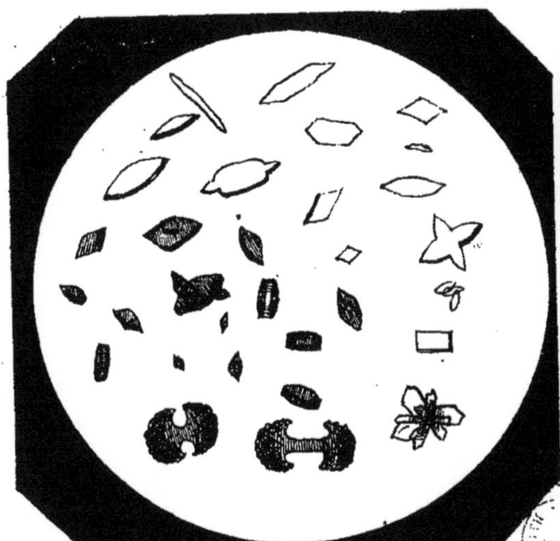

Fig. 3.

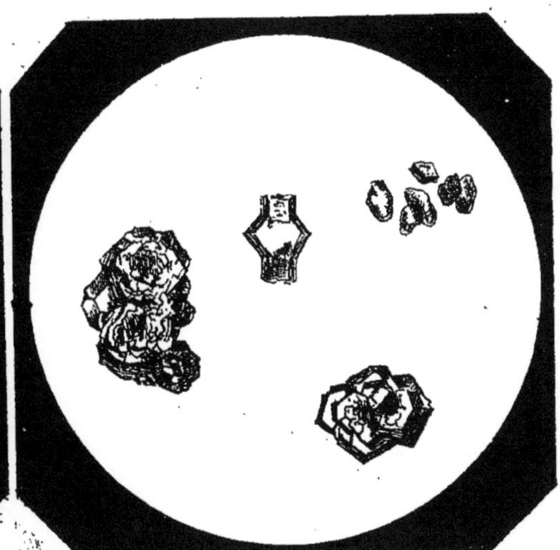

Fig. 4.

TABLE DES MATIÈRES

Bordeaux. — Imp. G. Gounouilhou, rue Guiraude, 11.

www.ingramcontent.com/pod-product-compliance
Ingram Content Group UK Ltd.
Pitfield, Milton Keynes, MK11 3LW, UK
UKHW021109290826
14628UKWH00014B/1544

9 782019 651879